RECUEIL DE QUESTIONS

POSÉES AUX

EXAMENS DE MÉDECINE

ET

DE PHARMACIE

QUATRIÈME EXAMEN DE DOCTORAT

HYGIÈNE. — PHARMACOLOGIE ET ART DE FORMULER.
MATIÈRE MÉDICALE.
THÉRAPEUTIQUE. — MÉDECINE LÉGALE. — TOXICOLOGIE.

PHARMACOLOGIE

ET

ART DE FORMULER

TOME SECOND.

PARIS

DELAHAYE, LIBRAIRE-ÉDITEUR

23, RUE DE L'ÉCOLE-DE-MÉDECINE

RECUEIL DE QUESTIONS

POSÉES AUX

EXAMENS DE MÉDECINE

Imprimerie Eugène HEUTTE et Cie, à Saint-Germain.

RECUEIL DE QUESTIONS

POSÉES AUX

EXAMENS DE MÉDECINE

ET

DE PHARMACIE

QUATRIÈME EXAMEN DE DOCTORAT

HYGIÈNE. — PHARMACOLOGIE ET ART DE FORMULER.
MATIÈRE MÉDICALE.
THÉRAPEUTIQUE. — MÉDECINE LÉGALE. — TOXICOLOGIE.

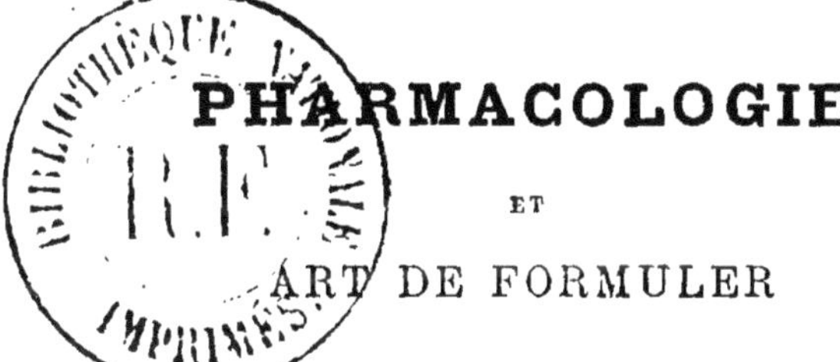

PHARMACOLOGIE

ET

ART DE FORMULER

TOME SECOND.

PARIS

DELAHAYE, LIBRAIRE-ÉDITEUR

23, RUE DE L'ÉCOLE-DE-MÉDECINE

PHARMACOLOGIE

ET

ART DE FORMULER

TROISIÈME PARTIE.

PRÉPARATIONS MAGISTRALES ET OFFICINALES
PAR ORDRE ALPHABÉTIQUE AVEC FORMULES.

(Suite et fin).

484. D. **Qu'est-ce que l'éponge préparée ?**

R. C'est une éponge fine que l'on a battue et lavée à grande eau pour la priver des matières étrangères quelle renfermait.

485. D. Combien y a t-il d'espèces d'éponges préparées ?

R. 2, l'éponge à la ficelle et l'éponge à la cire.

486. D. Qu'est-ce que l'éponge à la ficelle ?

R. C'est une éponge entourée d'une ficelle, fortement serrée et à spires très-rapprochées, que l'on sèche à l'étuve et que l'on conserve a l'abri de l'humidité.

487. D. Qu'est-ce que l'éponge à la cire ?

R. C'est une éponge que l'on a desséchée, coupée par tranches et plongée dans la cire liquide, afin de lui faire perdre son élasticité.

488. D. A quoi servent les éponges à la ficelle et celles à la cire ?

R. A dilater les orifices dans lesquels on les introduit.

489. D. Comment agissent les éponges préparées ?

R. Les éponges à la ficelle en absorbant l'humidité des parties (orifices, fistules) avec lesquelles elles sont en contact se gonflent, et les dilatent ; les éponges à la cire produisent le même effet, quand la cire a été fondue par la chaleur du corps.

490. D. Qu'est-ce que l'éponge calcinée ?

R. C'est une éponge que l'on a torréfiée et pulvérisée après l'avoir, par le battage et le lavage, privée des graviers et des coquillages qu'elle renferme : on emploie la poudre dans le goître à cause de l'iode qu'elle renferme.

491. D. Qu'est-ce qu'une essence ?

R. Voyez huile essentielle, huile volatile, n° 673, et Chimie, n° 827, 844 et suivants.

492. D. **Qu'appelle-t-on espèces ?**

R. C'est le mélange de plusieurs plantes ayant les mêmes propriétés médicinales et dont on obtient le principe actif par le même procédé.

493. D. Quelles sont les espèces pectorales qui se préparent par infusion ?

R. C'est la violette, le coquelicot, la mauve et la guimauve.

494. D. Quelles sont les espèces pectorales qui se préparent par décoction ?

R. Ce sont les dattes, les figues, les raisins et le jujube.

495. D. Quelles sont les espèces diurétiques, et comment se préparent-elles ?

R. Ce sont les racines de fenouil, de persil, de ache, d'asperges et de petit houx ; elles se préparent par décoction.

496. D. **Qu'est-ce qu'un éthérolé ?**

R. C'est la dissolution de certaines substances médicamenteuses dans l'éther. Voyez alcoolé (Pharmacologie, n° 340).

497. D. Qu'est-ce que l'éther sulfurique, comment le prépare-t-on, quelles sont ses propriétés ?

R. Voyez, Chimie, n° 630 et suivants.

498. D. Comment prépare-t-on les éthérolés ou teintures éthérées?

R. On les prépare par solution, macération, lixiviation, et méthode de déplacement avec 1 partie de substance pour 4 d'éther.

499. D. Quelles sont les principaux éthérolés?

R. Ceux d'aconit, d'arnica, d'assa fœtida, de belladone, de cantharide, de castoreum, de ciguë, d'iode, de digitale, de musc, de valériane, de perchlorure de fer.

500. D. Quels sont les éthérolés que l'on prépare par solution?

R. Les huiles essentielles, le camphre et toutes les substances complétement solubles dans l'éther, la solution se fait à froid.

501. D. Quels sont les éthérolés que l'on prépare par macération?

R. Les résines, les oléo-résines, les baumes.

502. D. Comment prépare-t-on ces éthérolés, quelles manipulations faut-il leur faire subir?

R. On dessèche d'abord les substances, on les réduit en poudre, on les laisse macérer dans l'éther pendant 8 à 10 jours et l'on clarifie par reposition et décantation.

503. D. Quelle doit être la proportion de ces substances et celle de l'excipient ?

R. 10 parties d'éther, pour 1 partie de substance.

504. D. Pourquoi ne filtre-t-on pas dans ce cas au papier ?

R. Parce qu'il se perdrait trop d'éther.

505. D. Quels sont les éthérolés qui se préparent par lixiviation et par la méthode de déplacement ?

R. Ce sont les éthérolés dans lesquels il entre des poudres végétales et animales, les éthérolés de feuilles de belladone, de castoréum, de digitale, de valériane, de ciguë.

506. D. Quel procédé emploie-t-on dans ce cas ?

R. On place la poudre dans l'allonge de l'appareil à déplacement de Guibourt, et l'on verse de l'éther. Après quelques jours de macération, l'on soutire l'éther, et l'on met une nouvelle quantité d'éther jusqu'à épuisement complet du principe actif ; ensuite, pour enlever le reste de l'éther que la poudre retient encore,

l'on verse un peu d'eau et le déplacement complet de l'éther a lieu.

507. D. Comment prépare-t-on l'éther phos-
phoré?

R. L'on coupe le phosphore en petits morceaux et on le met dans un flacon que
l'on remplit d'éther, on bouche à l'émeri
et on laisse macérer ; cet éthérolé renferme 15 centigrammes de phosphore,
pour 30 grammes d'excipient.

508. D. Comment prépare-t-on l'éthérolé acétique de cantharides ?

R. En laissant macérer pendant 8 jours, 4
grammes de poudre de cantharide dans
24 gr. d'éther acétique.

509. D. Quel est le mode d'administration des
éthérolés?

R. Ils se donnent à l'intérieur par gouttes,
sur du sucre ou dans une potion, à la
dose de 6 à 20 gouttes, et à l'extérieur,
en liniment ou fumigation.

510. D. Prescrire un éthérolé d'aconit en potion ?

R. Eau distillée de tilleul............ 125 gr.
Sirop de fleurs d'oranger......... 30 gr.
Éthérolé d'aconit................ 20 gouttes.
A prendre par cuillerées à bouche de 2 en 2 heures.

511. D. Qu'est-ce qu'un extrait?

R. C'est un produit qu'on obtient en traitant une substance animale ou végétale par un dissolvant convenable, et évaporant ensuite le véhicule jusqu'à ce qu'on ait un résidu mou ou solide.

512. D. Comment prépare-t-on les extraits ?

R. Soit avec le suc propre des végétaux, par simple expression, quand ils sont frais et charnus, soit avec l'infusion, la macération, la décoction, la lixiviation aqueuse ou alcoolique, quand les substance sont sèches ou peu charnues, *et l'on soumet ensuite le soluté, ainsi obtenu à l'évaporation au bain-marie*, et l'on recueille l'extrait sec ou mou.

513. D. Comment divise-t-on les extraits ?

R. En extraits aqueux, extraits alcooliques, extraits acétiques, extraits vineux, éthérés, d'après le véhicule du principe actif qui sert à les préparer. On les divise encore en extraits secs et en extraits mous.

514. D. Avec quoi prépare-t-on les extraits secs ?

R. Avec l'alcool.

515. D. Avec quoi prépare-t-on les extraits mous ?

R. Avec l'eau.

516. D. Comment divise-t-on les extraits aqueux ?

R. 1° en extraits avec fécule ou retirés des sucs non clarifiés ; 2° en extraits sans fécule ou retirés des sucs clarifiés privés de leur matière verte.

517. D. Quel est le procédé que l'on emploie pour obtenir des extraits de sucs non clarifiés ?

R. On étend le suc non clarifié en couches peu épaisses sur des assiettes, et on les place dans une étuve chauffée de 36 à 40 degrés et l'on évapore jusqu'à siccité.

518. D. Ces extraits sont-ils secs ?

R. Non, parce qu'on n'a qu'à les exposer à l'air pour qu'ils s'imprègnent d'humidité et prennent la consistance de miel épais.

519. D. Quels sont les extraits des plantes que l'on obtient par ce procédé ?

R. Les extraits de laitue vireuse, d'aconit, dejusquiame, destramoine, de belladone, de ciguë.

520. D. Comment obtient-on les extraits aqueux sans fécule ?

R. On met le suc dans un matras, on l'expose au bain-marie ; l'albumine en se coagulant entraîne la matière verte et la fécule. — L'on passe à travers une

étamine et l'on a le suc clarifié, que l'on
évapore ensuite au bain-marie en consistance d'extrait.

521. D. Quels sont les extraits aqueux que l'on
obtient ainsi clarifiés ?

R. Ceux de fumeterre, de pissenlit, de
cresson, de cochléaria, de cerfeuil, de
rue, de trèfle d'eau, de chicorée, ainsi
que les extraits des plantes fraîches.

522. D. De quelle partie de la plante retire-t-on
l'extrait de thridace ?

R. De la partie corticale de la laitue ordinaire.

523. D. Dans tous ces cas se sert-on de l'eau
comme intermède ?

R. Non. Tous les extraits ci-dessus sont
obtenus avec le suc propre des plantes,
sans qu'on soit obligé d'ajouter de l'eau.

524. D. Quels sont les extraits que l'on obtient
par l'intermède de l'eau ?

R. Ce sont ceux préparés avec des plantes
desséchées ; il faut ajouter de l'eau dans
ce cas pour dissoudre les produits qui
doivent composer les extraits.

525. D. Comment procède-t-on dans ce cas ?

R. On doit procéder par macération, infusion, décoction, lixiviation, selon la

composition des végétaux et le produit que l'on veut obtenir; dans tous les cas, le soluté obtenu doit être évaporé au bain-marie en consistance d'extrait.

526. D. Comment obtient-on un extrait par macération ?

R. On divise grossièrement le corps médicamenteux, on le laisse macérer dans 8 parties d'eau pendant 48 heures, on laisse reposer le soluté, l'on décante, l'on filtre à la chausse, et l'on évapore au bain-marie en consistance d'extrait.

527. D. Quels sont les extraits que l'on prépare par macération.

R. Ceux de gentiane, de patience, de quinquina, de bardane, de valériane, de coloquinte, de séné, et en général tous les extraits des substances extractives féculentes, tels que ceux de chiendient, de polygala, de grande consoude; on évapore ensuite le soluté au bain-marie en consistance d'extrait.

528. D. Quels sont les extraits que l'on prépare par infusion ?

R. Ce sont les extraits faits avec des plantes qui contiennent des principes aromatiques ou extracto-résineux, cascarille,

douce-amère, salsepareille, camomille,
houblon, petite centaurée, pensée sau-
vage, casse, chardon bénit, scordium ;
on évapore ensuite le soluté au bain-
marie en consistance d'extrait.

529. D. Quels sont les extraits que l'on prépare
par décocté ?

R. Celui de gaïac seulement.

530. D. Quels sont les extraits aqueux que l'on
prépare par lixiviation ?

R. Toutes les substances végétales dont les
produits sont solubles dans l'eau ; il faut
que les plantes et les fleurs soient desséchées préalablement et grossièrement
divisées, il faut ordinairement 2 kilo-
grammes d'eau pour l'épuisement complet des principes actifs ; l'on évapore
ensuite le soluté au bain-marie en consistance d'extrait.

531. D. Quel but se propose-t-on quand on se
sert d'alcool au lieu d'eau, comme véhicule dans la préparation des extraits ?

R. L'on se propose un double but : 1° d'éli-
miner tous les principes inertes solubles
dans l'eau, insolubles dans l'alcool ;
2° obtenir tous les principes actifs so-

lubles dans l'alcool, et insolubles dans l'eau.

532. D. Quels sont les extraits qui se préparent ainsi avec l'alcool à 36°?

R. Ceux de noix vomique, de fève de Saint-Ignace, de jalap, de fougère mâle, de houblon.

533. D. Quels sont les extraits qui se préparent avec l'alcool à 22°?

R. Ceux de polygala, de coloquinte, de safran, de valériane, de ratanhia, de quinquina, de scille, d'absinthe, de quassia amara, en un mot les extraits des plantes à principes gommo-résineux, extracto-résineux associés à des matières féculentes, ainsi que les extraits de belladone, de tête de pavot, de feuilles d'aconit, de ciguë, de jusquiame, de semences de stramoine.

534. D. Quel procédé emploie-t-on pour obtenir les extraits alcooliques de ces plantes ?

R. On commence par les réduire en poudres grossières après les avoir desséchées, et on les soumet au bain-marie dans 5 fois leur poids d'alcool, on les laisse digérer pendant 24 heures, l'on passe avec expression, et l'on distille ensuite

le soluté au bain-marie en consistance
d'extrait.

535. D. Comment prépare-t-on les extraits éthérés ?

R. Par lixiviation, puis par distillation au
bain marie pour recueillir l'éther, enfin
par évaporation.

536. D. Quels sont les extraits éthérés que l'on
prépare ainsi ?

R. Ceux de cantharide, de fougère mâle et
de digitale pourprée.

537. D. Comment prépare-t-on les extraits hydro-
alcooliques ?

R. Par la méthode de déplacement : l'on
verse d'abord de l'alcool dans le cylindre
à lixiviation sur les plantes desséchées
et réduites en poudre, puis de l'eau ; on
distille au bain-marie pour se débarrasser de l'alcool, et l'on évapore à
siccité.

538. D. Quels sont les extraits que l'on prépare
par le procédé hydro-alcoolique.

R. Ceux d'aconit, de ciguë, de belladone,
de digitale, de douce-amère, de safran,
de seigle ergoté, de colchique, de poivre
cubèbe.

539. D. Comment prépare-t-on les extraits hydro-alcooliques éthérés ?

R. Par déplacement, en agissant sur la poudre au moyen de l'éther, de l'alcool et de l'eau ; l'on distille d'abord le soluté éthéré, puis les solutés alcooliques et aqueux, enfin l'on évapore le résidu au bain-marie en consistance d'extrait ferme et l'on y incorpore le résidu éthéré qui est formé d'huiles volatiles et fixes.

540. D. Quels sont les extraits que l'on prépare ainsi ?

R. Ceux d'absinthe, de sabine, de rue, de fougère mâle, de semen-contra, et les substances qui contiennent beaucoup d'huile essentielle et des matières extracto-résineuses.

541. D. Comment prépare-t-on les extraits aqueux éthérés ?

R. Par la méthode de déplacement, en ne se servant que de l'éther et de l'eau.

542. D. Quels sont ces extraits ?

R. Ceux de menthe poivrée, de feuilles, de fleurs, d'écorce d'oranges, de valériane, de camomille, qui contiennent presque tous de l'huile essentielle et sont très-aromatiques.

543. D. Les extraits préparés avec le vinaigre et
le vin sont-ils nombreux ?

R. Non ; l'on ne prépare ainsi que l'extrait
vineux d'opium.

544. D. Comment prépare-t-on l'extrait vineux
d'opium ?

R. On coupe l'opium par tranches, on le
dissout dans du vin blanc, on passe le
soluté avec expression, on laisse reposer,
on décante et l'on évapore au bain-
marie en consistance d'extrait.

545. D. Quels sont les extraits que l'on retire des
substances animales ?

R. L'extrait alcoolique et éthéré de cantharide et l'extrait de fiel de bœuf ; ce dernier s'obtient en passant la bile du bœuf
à travers une étamine, et en évaporant
au bain-marie en consistance d'extrait.

546. D. Quel est l'avantage des extraits ?

R. C'est de réunir sous un petit volume et
un petit poids beaucoup de principes
actifs.

547. D. Les extraits aqueux et les extraits alcooliques, hydro-alcooliques, hydro-alcooliques éthérés, jouissent-ils de la
même activité ?

R. Non, les extraits alcooliques sont, en

général, plus énergiques que les extraits aqueux ; les extraits hydro-alcooliques éthérés, contenant des huiles essentielles, sont les plus excitants ; enfin, les extraits hydro-alcooliques offrent à la fois les principes solubles dans l'eau et dans l'alcool.

548. D. Le médecin, lorsqu'il ordonne l'extrait d'une plante, doit-il spécifier celui qu'il désire obtenir ?

R. Oui. Ainsi si c'est l'action résineuse de la plante qu'il veut obtenir, il spécifiera l'extrait alcoolique ; si c'est la matière extractive, il spécifiera l'extrait aqueux.

549. D. Sous quelle forme donne-t-on les extraits ?

R. Sous forme pilulaire ou en solution, dans une potion, une tisane, un julep, un lavement, un gargarisme, etc.

550. D. Sous quelles forme les extraits aqueux se prescrivent-ils ?

R. Sous forme de pilule, parce qu'ils sont de consistance pilulaire et que l'on n'a qu'à les diviser et à les rouler pour en faire des pilules ; on les prescrit encore dissous dans une potion, une tisane, un sirop, un véhicule aqueux quelconque.

551. D. Sous quelles formes prescrit-on les extraits alcooliques?

R. Ces extraits étant insolubles dans l'eau, on les suspend à l'aide d'un jaune d'œuf ou d'un mucilage dans une potion, et si c'est en pilules qu'on les prescrit, on les disssout dans l'alcool.

552. D. A quelles doses donne-t-on les extraits?

R. Les extraits peu actifs, ceux de valériane, de camomille, etc., se donnent à la dose de 10 à 75 centigrammes, et ceux qui sont très-actifs, tels que ceux de belladone, de jusquiame, de datura, d'opium, de strychnine, etc., se donnent à la dose de 1 centigramme à 10.

553. D. Prescrire un extrait aqueux en pilules. ?

R. Extrait aqueux de belladone............ 1 gr.
Faites 40 pilules, en prendre 2 par jour.

554. D. Prescrire un extrait alcoolique en pilules?

R. Extrait de noix vomique............... 1 gr.
Excipient.............................. q. s.
Faites 40 pilules.

555. D. Prescrire une potion avec un extrait narcotique?

R. Eau distillée de tilleul...................... 120 gr.
Extrait gommeux d'opium................. 30 cg.
Sirop de fleur d'oranger................ 30 gr.
A prendre en 3 fois.

556. D. Prescrire un lavement avec l'extrait de ratanhia ?

R. Extrait mou de ratanhia.................. 8 gr.
Faites dissoudre dans eau................. 250 gr.
Ajoutez teinture de ratanhia.......... 4 gr.

557. D. **Qu'est-ce que la fécule, quelles sont ses propriétés physiques et chimiques ?**

R. Voyez Chimie nº 476 et suivants.

558. D. De quels végétaux retire-on la fécule ?

R. Des graines des céréales, des pommes de terre, de l'arrow-root, du tapioka, du sagou, du salep.

559. D. Comment obtient-on la fécule ?

R. On râpe l'organe végétal féculent, on le réduit en pulpe que l'on place sur un tamis et l'on verse de l'eau ; la fécule, entraînée par l'eau, traverse le tamis et tombe dans un vase destiné à la recevoir ; on laisse reposer, on décante et l'on a la fécule.

560. D. Quelles sont les préparations pharmaceutiques que l'on fait avec la fécule ?

R. Des gelées, des bouillons, des cataplasmes, des lavements.

561. D. Quelles sont les propriétés des médicaments féculents.

R. Ils sont émollients, nutritifs, analeptiques.

562. D. **Qu'est-ce que la fomentation ou
lotion ?**

R. C'est un médicament liquide, de composition variable, destiné à séjourner plus ou
moins longtemps sur une partie du
corps.

563. D. Quels sont les excipients des fomentations ?

R. L'eau simple ou médicamenteuse préparée par solution, infusion, décoction ;
— les vins, les teintures, les huiles, les
cérats, les onguents simples ou composés ou bien encore des compositions chimiques, huile et eau de chaux, peuvent
servir d'excipients.

564. D. Comment applique-t-on les fomentations ?

R. Au moyen de linge de coton, de flanelle,
d'éponges imbibés du liquide ou impré-
gnés des matières grasses, qu'on laisse

séjourner pendant un certain temps sur la partie malade et que l'on renouvelle.

565. D. Quelle peut être l'action des fomentations ?

R. Elles peuvent être toniques, émollientes, astringentes, sédatives, excitantes, narcotiques, désinfectantes.

566. D. Quelle est la quantité de fomentation que l'on fait préparer ?

R. Depuis 300 grammes jusqu'à 2 et 3 kil.

567. D. Que doit faire le médecin qui prescrit une fomentation ?

R. Il doit indiquer le véhicule, la température, le lieu d'application, et au bout de combien de temps elle doit être renouvelée.

568. D. Prescrire une fomentation excitante ?

R. Sauge et lavande, de chaque.......... 15 gr.
Vin............................... 500 gr.
Faites par infusion ; — l'on appliquera plusieurs fois par jour des compresses imbibées de ce liquide sur les ulcérations atoniques.

569. D. Prescrire une fomentation calmante ?

R. Cyanure de potassium............... 4 gr.
Eau distillée........................ 300 gr.
Faites dissoudre le sel dans l'eau, et imbibez de cette solution une compresse que vous appliquerez sur le point névralgique et que vous renouvellerez d'heure en heure.

570. **D.** Quelle différence y a-t-il entre la lotion, la fomentation et l'embrocation ?

R. Ces trois médicaments externes se ressemblent beaucoup, et ont a peu près le même usage, cependant l'embrocation est le plus généralement huileuse et chaude, c'est en quoi elle diffère de la lotion, et la lotion diffère de la fomentation en ce qu'elle ne sert qu'à laver la partie malade, tandis que la fomentation reste appliquée plus ou moins longtemp dessus.

571. **D. Qu'est-ce que la fumigation ?**

R. La fumigation est une expansion de gaz ou de vapeurs qui est destinée à désinfecter l'air, ou à servir d'agent médicamenteux ; de là, deux sortes de fumigations, les fumigations désinfectantes et les fumigations médicinales.

572. **D.** Combien y a-t-il d'espèces de fumigations désinfectantes?

R. Il y en a deux espèces : les unes servent à masquer les mauvaises odeurs en répandant une odeur plus forte et moins désagréable ; les autres agissent en décomposant les émanations qui produisent la mauvaise odeur.

573. D. Quelles sont les fumigations qui servent à masquer les mauvaises odeurs ?

R. Ce sont celles faites avec du sucre, du vinaigre, le clou fumant, les baumes, les résines, les baies de genièvre et les balsamiques (benjoin, tolu, styrax.)

574. D. Quelles sont les fumigations qui désinfectent en décomposant les mauvaises odeurs et les miasmes ?

R. Ce sont celles de chlore, d'acide sulfureux, d'acide nitreux.

575. D. Comment obtient-on les fumigations d'acide nitreux ?

R. En décomposant l'acide nitrique par la limaille de cuivre, ou en projetant du nitrate de potasse 15 grammes, dans une capsule placée sur des cendres chaudes et contenant un mélange de 30 grammes d'acide sulfurique et 8 grammes d'eau, il se dégage de l'acide nitrique et de l'acide nitreux.

576. D. Comment obtient-on une fumigation d'acide sulfureux ?

R. En brûlant du soufre à l'air ou bien en traitant à chaud l'acide sulfurique par la limaille de cuivre, il se dégage dans ces deux cas de l'acide sulfureux.

577. D. Quelles sont les fumigations les plus usitées pour désinfecter l'air corrompu d'une salle d'hôpital, d'une salle de dissection, d'une étable, d'une écurie et dans le cas d'épidémie ?

R. Ce sont les fumigations de chlore.

578. D. Quel procédé emploie-t-on ?

R. On place dans les salles une ou deux assiettes contenant 8 grammes de chlorure de chaux humide, et le chlore, en se dégageant, se combine avec l'hydrogène du miasme et le décompose.

579. D. Quel procédé Guyton de Morveau employait-il en cas d'épidémie, pour désinfecter les salles des hôpitaux ?

R. Il mettait dans une terrine de terre reposant sur des cendres chaudes un mélange de deux parties de chlorure de sodium, trois parties d'eau, quatre parties d'acide sulfurique et deux parties de protoxyde de manganèse ; il faisait fermer les portes et laissait la fumigation agir vingt-quatre heures ; le chlore en se dégageant désinfectait la salle.

580. D. Quel autre procédé chimique peut-on encore employer pour désinfecter avec le chlore ?

R. L'on fait un mélange à chaud d'acide chlorhydrique et de peroxyde de manganèse (Chimie n° 121).

581. D. En cas de recherches médico-légales, lorsque le cadavre est en putréfaction, quelle précaution faut-il prendre ?

R. Il faut couvrir le cadavre avec un drap imbibé d'un soluté de chlorure de chaux et en mettre dans des assiettes autour du cadavre.

582. D. En cas d'épidémie, n'emploie-t-on pas le soluté de chlorure de chaux en lotion ?

R. Oui, il est bon de se laver la figure et les mains avec le soluté de chlorure de chaux.

583. D. Qu'est-ce qu'une fumigation médicinale ?

R. C'est une fumigation qui se prépare avec des matières volatiles et qui est destiné à agir comme médicament.

584. D. Avec quoi fait-on les fumigations médicinales ?

R. Avec des liquides et des solides volatils ou bien encore avec des corps qui, par réactions chimiques, donnent des produits gazeux.

585. D. Quels sont les liquides que l'on emploie pour faire des fumigations médicinales ?

R. L'eau, le vin, l'alcool, l'éther, le vinaigre, purs ou contenant des principes aromatiques volatils.

586. D. Quels sont les corps solides que l'on emploie pour faire des fumigations médicinales ?

R. Ce sont les corps capables de se volatiliser, soufre, sulfure de mercure (cynabre), matières organiques, résines.

587. D. Quels sont les corps qui, par réaction chimique, produisent des produits gazeux ?

R. Acide chlorhydrique avec peroxyde de manganèse.

588. D. Comment s'appellent les fumigations dans lesquelles on plonge le corps tout entier ?

R. Des bains de vapeur.

589. D. Comment s'administrent les bains de vapeur ?

R. On place le malade dans une chambre où l'on fait arriver la vapeur.

590. D. Quelle précaution prend-on si la vapeur est dangereuse à respirer ?

R. On place le corps dans une boîte, la tête dehors, de manière que la vapeur ne puisse arriver jusqu'à elle, et l'on met la substance volatilisable dans la boîte ; si c'est du cynabre, on le jette sur des plaques de fer rougies.

591. **D.** Comment procède-t-on si la vapeur n'est pas dangereuse à respirer et qu'on veuille faire pendre le bain de vapeur dans le lit ?

R. On met la matière à vaporiser dans une bassinoire chaude, et l'on bassine le lit du malade.

592. **D.** Comment applique-t-on les fumigations locales ?

R. On expose la partie du corps que l'on veut soumettre à leur action et si c'est une cavité, œil, bouche, vagin, narines, l'on dirige la vapeur avec un entonnoir.

593. **D.** Comment pratique-t-on les fumigations pulmonaires ?

R. En faisant respirer la vapeur soit par la bouche, soit par le nez. Si c'est une fumigation aqueuse, on met l'eau chargée de principes médicamenteux volatils dans un vase à deux tubulures, on chauffe à 40° en plaçant le vase sur du sable chaud et l'on fait respirer la vapeur à l'aide d'un tube recourbé aplati à son extrémité extérieure pour la bou-

che, et plongeant par l'autre éxtrémité·
dans la vapeur du flacon ; au même flacon, se trouve une seconde tubulure dans
laquelle passe un tube droit qui, en
dehors, est en communication avec l'air
extérieur, ce qui permet de renouveler
l'air du ballon et, à l'intérieur, plonge
dans le liquide, en sorte qu'à chaque
aspiration, l'air pénètre dans la masse
du liquide et entraîne de la vapeur qui
vient remplacer à la partie supérieure
du vase, celle qui a été aspirée par les
poumons. C'est le système des narghilés.

594. D. Quelles sont les fumigations que l'on
peut préparer ainsi ?

R. Ce sont les fumigations stimulantes,
émollientes, anti-syphilitiques, irri-
tantes.

595. D. Que doit indiquer le médecin quand il
ordonne une fumigation ?

R. Il doit déterminer la substance médicamenteuse, la manière de diriger la fumigation, sa durée, si l'on doit la recevoir
sur de la flanelle ou sur la peau directe-
ment.

596. D. Comment administre-t-on les fumiga-

tions de benjoin, de fruits de genévrier, de bourgeons de sapin, de sucre brûlé?

R. L'on projette ces substances sur une pelle chauffée de manière à produire de la fumée dans la chambre.

597. D. Prescrire une fumigation aux baies de genièvre ?

R. Baies de genièvre écrasées............. q. s.
En jeter dans une bassinoire chaude et bassiner le lit.

598. D. Prescrire une fumigation aromatique ?

R. Thym.............................. q. s.
Chauffez suffisamment pour volatiliser le principe aromatique que vous recevrez sur de la flanelle et appliquerez sur le point douloureux.

599. D. Prescrire une fumigation de goudron ?

R. Goudron .... q. s.
Exposez le goudron à une douce chaleur dans la chambre du malade.

600. D. Prescrire une fumigation au datura stramonium ?

R. Feuilles de datura stramonium......... q. s.
Pour fumer une pipe.

601. D. Qu'est-ce qu'un gargarisme?

R. C'est un médicament magistral liquide destiné à combattre les affections de la bouche et de la gorge.

602. D. Dans quelle proportion la substance
active doit-elle entrer dans un gargarisme ?

R. 1 à 3 grammes de substance active par
100 grammes de liquide.

603. D. Quels sont les véhicules ordinaires des
gargarismes ?

R. L'eau, le lait, le vin, le vinaigre, purs ou
composés.

604. D. Comment prépare-t-on les gargarismes
ayant l'eau pour véhicule ?

R. On les prépare par solution, par mixtion,
par infusion, par décoction, ou par ces
trois modes réunis.

605. D. Quels sont les gargarismes que l'on prépare par solution ?

R. Ce sont ceux qui sont faits avec des substances complétement solubles dans l'eau :
—les chlorures, le borax, le sublimé cor-
rosif, les extraits aqueux, les gommes,
les sels et l'alun.

606. D. Quels sont les gargarismes que l'on prépare par mixtion ?

R. Les vins, le lait, le vinaigre, les alcoolats, les teintures.

607. D. Quels sont les gargarismes que l'on prépare par infusion ?

R. Ceux qui sont faits avec des substances aromatiques ou à texture tendre : feuilles, fleurs.

608. D. Quels sont les gargarismes que l'on prépare par décoction ?

R. Ceux qui sont faits avec des substances dures (écorces, bois, racines) ou qui possèdent des produits peu solubles, féculents.

609 D. Quels sont les gargarismes que l'on prépare par solution, infusion, décoction ?

R. Ceux qui renferment à la fois des substances complétement solubles, des substances aromatiques et des substances féculentes.

610. D. Avec quoi édulcore-t-on les gargarismes ?

R. Avec du miel, du sirop de mûres, du miel rosat, à la dose de 60 grammes par 500 grammes de véhicule.

611. D. Quelle quantité de gargarisme prépare-t-on ?

R. Depuis 120 grammes jusqu'à 500.

612. D. Quelles sont les propriétés médicinales des gargarismes ?

R. Ils peuvent être émollients, astringents, toniques, rafraîchissants, antiscorbu-

tiques, excitants, narcotiques, antisyphilitiques.

613. D. Prescrire un gargarisme avec de l'acide
chlorhydrique?

    R. Infusion de quinquina........... 130 gr.
    Miel rosat........................ 30 gr.
    Acide chlorhydrique............... 15 gouttes.
    Faites par solution.

614. D. Prescrire un gargarisme avec de l'alun?

    R. Alun............................. 4 gr.
    Eau............................... 500 gr.
    Miel rosat ou sirop de mûres....... 60 gr.
    Faites par solution.

615. D. Prescrire un gargarisme avec des plantes
aromatiques?

    R. Sommitées fleuries de sauge et de
       romarin de chaque........... 2 pincées.
    Eau............................... 500 gr.
    Faites par infusion, passez et ajou-
    tez sirop de mûres........... 60 gr.

616. D. Qu'est-ce qu'une gelée (saccharolé
mou par solution et par évaporation)?

    R. C'est une péparation magistrale ou offi-
cinale de consistance molle, composée
de sucre, d'eau et d'un produit gélati-
neux, féculent ou mucilagineux.

617. D. Avec quoi prépare-t-on les gelées?

R. Avec des substances animales ou végétales.

618. D. Comment prépare-t-on les gelées?

R. L'on fait un soluté ou un décocté avec les
substances qui doivent former la base du
médicament, on ajoute le sucre et l'on
évapore. — Si en jetant un peu de ce liquide sur un corps froid il se prend en
gelée, c'est signe que l'évaporation est
suffisante. On passe le soluté à travers
un blanchet, on le reçoit dans un pot,
l'on ajoute de la fleur d'oranger ou quelques gouttes d'alcoolat ou d'alcoolé, et
on fait refroidir dans la glace.

619. D. Quelles sont les différentes sortes de
gelées médicinales?

R. Les gelées animales et les gelées végétales.

620. D. Quelles sont les différentes sortes de
gelées animales dont on se sert en médecine?

R. La gelée à la colle de poisson ou gelée à
l'icthyocolle, la gelée de corne de cerf et
la gelée sèche alcoolique à l'icthyocolle.

621. D. Quelle est la base des gelées animales?

R. La gélatine (Chimie, n° 446 et suivants).

622. D. Avec quoi prépare-t-on la gélatine?

R. Avec des os, des membranes séreuses et des tendons.

623. D. Avec quoi fait-on la gelée à l'ichthyocolle?

R. Avec la membrane interne de la vessie natatoire de l'esturgeon. L'on coupe cette membrane en petits morceaux qu'on laisse macérer jusqu'à ramollissement, l'on chauffe jusqu'à solution complète, on passe, on reçoit dans un pot, on ajoute une substance aromatique et on laisse refroidir.

624. D. Quelles sont les proportions d'eau, de sucre et de colle de poisson nécessaires pour faire une gelée à l'icthyocolle?

R. 120 grammes d'eau pour 60 grammes de sucre et 4 grammes de colle de poisson.

625. D. Comment prépare-t-on la gelée sèche alcoolique d'ichthyocolle et quel est son usage?

R. Comme la précédente. — Après avoir fait dissoudre la colle dans l'eau on ajoute 30 grammes d'alcool. Cette gelée se solidifie très-rapidement et se conserve très-bien; aussi est-ce celle dont on se sert quand on veut avoir une gelée en quelques instants, l'on n'a qu'à la dissoudre dans l'eau chaude et l'on ajoute les substances aromatiques et le sucre.

626. D. Comment prépare-t-on les gelées de corne de cerf?

R. Avec de la corne de cerf râpée que l'on fait bouillir en vase clos jusqu'à réduction à moitié ; passez avec expression, ajoutez un blanc d'œuf battu dans un peu d'eau et du sucre ; faites bouillir, réduisez encore à moitié, écumez, passez et ajoutez quelques gouttes d'alcoolat de citron.

627. D. Avec quoi prépare-t-on les gelées végétales ?

R. Avec des fécules et avec des fruits.

628. D. Avec quels végétaux prépare-t-on les gelées avec fécules?

R. Avec le sagou, le tapioka, le salep, la pomme de terre, l'arrow-root.

629. D. Comment prépare-t-on les gelées féculentes ?

R. Fécule 10 gr., délayez dans un peu d'eau froide, ajoutez 150 gr. d'eau bouillante, agitez jusqu'à consistance de gélatine, ajoutez 60 gr. de sucre et aromatisez avec eau de fleurs d'oranger 8 gr.

630. D. Comment prépare-t-on la gelée sèche au

lichen ou saccharure au lichen de Guibourt; quel est son usage?

R. L'on commence par faire macérer le
lichen dans l'eau afin de le séparer de
son principe amer, puis on fait bouillir
dans s. q. d'eau jusqu'à complète dissolution et l'on ajoute le sucre, l'on passe,
l'on évapore jusqu'à siccité. C'est avec
ce saccharure que l'on prépare les pastilles, le chocolat au lichen.

631. D. Comment prépare-t-on la gelée au
lichen?

R. Lichen d'Islande, 30 grammes; sucre,
120 gr.; colle de poisson, 4 gr.; eau, q. s.;
l'on commence par faire une infusion de
lichen pour le priver de son amertume,
puis on le soumet à un décocté prolongé,
l'on passe avec expression, l'on ajoute la
colle, dissoute dans q. s. d'eau, le sucre,
l'on réduit à moitié, on passe, et l'on
ajoute quelques gouttes d'alcoolat de
citron.

632. D. Comment prépare-t-on la gelée de mousse
de Corse?

R. L'on fait bouillir 30 grammes de mousse
de Corse mondée dans 500 gr. d'eau jusqu'à réduction à moitié, on passe, on

exprime, on ajoute 30 gr. de sucre, 60 gr. de vin blanc, 8 gr. de colle de poisson dissoute dans 60 gr. d'eau, l'on évapore en consistance de gelée, et l'on passe dans un pot contenant 8 gouttes d'alcoolat de citron.

633. D. Comment prépare-t-on la gelée sèche de mousse de Corse, ou saccharure de mousse de Corse?

R. L'on fait une décoction concentrée de 500 gr. de mousse de Corse, l'on réduit en consistance de gelée par évaporation à moitié, et l'on ajoute 1 kilogr. de sucre pulvérisé, l'on dessèche à l'étuve après avoir préalablement divisé la masse, et l'on pulvérise.

634. D. Quel usage fait-on de cette gelée sèche ainsi pulvérisée?

R. Le même usage et les mêmes préparations que l'on fait avec le saccharure de lichen.

635. D. Quels sont les fruits avec lesquels on prépare des gelées?

R. Les groseilles, les coings, les pommes, les framboises, ce sont en général des gelées de table ; cependant la gelée de coings peut être employée comme astringcntc, celles de groseilles et de framboises en limonades rafraîchissantes.

636. D. A quels usages emploie-t-on les gelées de fécules, et celles de lichen, de corne de cerf, d'ichthyocolle, de mousse de Corse?

R. Les gelées féculentes d'arrow-root, de tapioka, de salep, de sagou, de pommes de terre, sont employées comme adoucissantes, analeptiques, émollientes, elles peuvent servir, ainsi que celles d'ichthyocolle, d'excipient à des teintures, des vins, des alcoolats ; celles de corne de cerf sont administrées dans les inflammations du canal intestinal; celles de lichen, dans les inflammations des organes pulmonaires; celles de mousse de Corse, comme vermifuges.

637. D. Comment administre-t-on les gelées?

R. Par cuillerées à bouche dans la journée, ou délayées dans un véhicule.

638. D. **Qu'appelle-t-on grains?**

R. Ce sont des petites pilules du poids de 5 à 20 centigrammes au plus, ayant lé sucre pour condiment, un mucilage pour excipient, et pour base une substance médicamenteuse, la composition des

grains est la même que celle des tablettes, seulement elles sont d'un poids
et d'un volume moins considérables
(Voyez Tablettes, no 1060.)

639. D. **Comment divise-t-on les huiles
pharmaceutiques?**

R. En huiles fixes simples médicinales, —
huiles fixes composées médicinales (éléolés), — huiles essentielles ou volatiles,
simples médicinales, — huiles essentielles composées médicinales (myrolés), ayant l'huile essentielle pour excipient.

640. D. Quelles sont les huiles fixes simples
médicinales ?

R. Les huiles d'olive, d'œillette, d'œuf,
d'amandes douces, de ricin, de croton,
d'épurge, de lin, etc.

641. D. Qu'appelle-t-on huiles fixes composées
médicinales (éléolés) ?

R. Ce sont des huiles fixes (huiles d'amandes, d'olive), dans lesquelles on fait entrer une substance médicamenteuse.
Telles sont les huiles phosphorées, de
lis, de jasmin, d'absinthe, de camomille,
de rue, de mélilot, de rose, de cantharide, de belladone, de tabac, de jus-

quiame, de ciguë, de stramoine, de morelle, de garou, de mandragore, le liniment volatil, le liniment oléocalcaire, l'éléolé de sous-acétate de plomb, le baume tranquille, le liniment savonneux opiacé, l'éléolé savonneux sulfuré de Jadelot.

642. D. Quelles sont les huiles essentielles ou volatiles simples?

R. Celles de cannelle, de gérofle, de sassafras, d'anis, d'amandes amères, d'écorce de citron et d'orange, de genièvre, de laurier-cerise, de menthe, de moutarde, de sabine, de rue, et de semen-contra.

643. D. Citer une huile essentielle médicinale composée, ayant l'huile essentielle pour excipient (myrolés)?

R. Baume anisé, térébenthiné, et succiné de soufre.

644. D. Quelle est l'huile fixe que l'on préfère pour préparer une huile médicinale composée?

R. C'est l'huile d'olive parce qu'elle rancit moins vite que celle d'amandes, et sèche moins vite que celle d'œillette.

645. D. Comment prépare-t-on les huiles fixes composées?

R. Par solution, macération, digestion, décoction et combinaison.

646. D. Quelles sont les substances que l'on prépare par simple solution dans l'huile
fixe?

R. Les résines, le camphre, le savon, les
huiles essentielles et le phosphore.

647. D. Comment se fait la solution de ces substances dans l'huile?

R. Soit à chaud, soit à froid, en faisant dissoudre la substance dans un mortier, ou
en la mélangeant dans une fiole.

648. D. Formuler une huile composée?

R. Camphre, 4 gr. ; huile d'olive, 30 gr. ;
dissolvez dans un mortier.

649. D. Formuler l'huile composée de térébenthine?

R. Térébenthine, 8 gr.; huile d'olive, 30 gr.;
mêlez dans une fiole et agitez.

650. D. Quelles sont les substances que l'on prépare par macération dans l'huile?

R. Les éléolés de pétales de lis, de roses
pâles, de jasmin, et les substances qui
contiennent des produits volatils très-
fugaces.

651. D. Comment se fait la macération de ces
substances dans l'huile?

R. On les fait macérer dans un matras, avec parties égales d'huile qu'on expose au soleil deux jours de suite ; l'on passe, et l'on fait deux autres macérations avec de nouvelles fleurs, on laisse reposer et l'on filtre.

652. D. Quelles sont les substances que l'on prépare par digestion dans l'huile ?

R. Les éléolés de cantharides pulvérisées, d'absinthe, de rue, de fleurs de camomille, de mélilot, de sureau, de roses, et d'autres plantes aromatiques fraîches ou desséchées, contenant des matières résineuses ou des huiles volatiles.

653. D. Comment se fait la digestion de ces substances dans l'huile ?

R. On fait digérer au bain-marie pendant cinq heures 60 grammes de ces plantes desséchées, et divisés avec 1,000 gr. d'huile, on passe, on exprime, on laisse reposer et on filtre.

654. D. Comment prépare-t-on les éléolés de roses ?

R. L'on fait digérer à l'étuve, pendant quatre jours, 500 gr. de pétales de roses pilées préalablement dans un mortier, avec 2 kilogr. d'huile, on passe, et l'on opère plusieurs digestions avec de nouvelles fleurs, l'on colore l'éléolé avec 30 gr. de racine d'orcanette, l'on passe, l'on se débarrasse de l'eau par reposition et décantation, puis l'on filtre.

655. D. Comment prépare-t-on l'éléolé de cantharide?

R. On met 1 kilogr. de poudre de cantharide à digérer au bain-marie pendant six heures, avec 500 gr. d'huile, on passe, on exprime et on filtre.

656. D. Quelles sont les substances que l'on prépare par décoction dans l'huile?

R. Les éléolés de feuilles de tabac, ceux de garou, de belladone, de jusquiame, de stramoine, de ciguë, de mandragore, de morelle et les autres substances ne contenant pas de produits volatils.

657. D. Comment se fait la décoction de ces substances dans l'huile, si ces plantes sont fraîches?

R. On commence par les épister, puis on les fait bouillir avec une quantité égale d'huile jusqu'à siccité, on laisse digérer cinq heures, on passe, on exprime et l'on filtre.

658. D. Comment se fait la décoction de ces

plantes dans l'huile, quand elles sont sèches ?

R. On les met d'abord dans l'eau tiède pour les ramollir, puis dans l'huile, et l'on chauffe au bain-marie.

659. D. Quels sont les éléolés que l'on prépare par combinaison ?

R. Le liniment volatil (éléolé ammoniacal), le liniment oléo-calcaire, l'éléolé de sous-acétate de plomb, et les éléolés composés, ceux de baume tranquille, la pommade mercurielle de Jadelot, le liniment savonneux opiacé.

660. D. Comment prépare-t-on le liniment volatil ?

R. En mêlant dans une fiole 4 grammes d'ammoniaque avec 30 gr. d'huile ; il faut avoir soin de boucher la fiole bien exactement.

661. D. Comment prépare-t-on le liniment oléocalcaire, ainsi que l'éléolé de sous-acétate de plomb.

R. En mêlant dans une fiole 4 grammes de sous-acétate de plomb ou de chaux avec 30 gr. d'huile, ou bien parties égales d'eau de chaux et d'huile.

662. D. Qu'est-ce que le baume tranquille ?

R. C'est un éléolé composé de solanées et de labiées que l'on obtient par décoction, digestion, macération, infusion. Voir le Codex.

663. D. Comment fait-on les huiles médicinales (éléolés) avec des extraits aqueux ?

R. L'on commence par dissoudre ces extraits dans q. s. d'eau et on mêle ensuite à l'huile.

664. D. Prescrire un éléolé composé avec l'extrait gommeux d'opium.

R. Extrait gommeux d'opium 20 centigrammes ; dissolvez dans s. q. d'eau et mêlez à 32 gr. d'huile.

665. D. Comment prescrit-on les éléolés simples ou composés dont la formule est consacrée ?

R. On les prescrit comme toutes les préparations officinales.

666. D. Quelle recommandation doit-on faire dans l'instruction, quand on a affaire à des substances non miscibles dans l'huile, vins, teintures, alcoolats, extraits.

R. Il faut recommander, avant chaque administration, de bien remuer la fiole.

667. D. Quelles sont les propriétés des éléolés médicamenteux ?

R. Ils jouissent des propriétés des substances qui les composent et ils sont émollients par l'huile qui leur sert d'excipient.

668. D. Quels sont les éléolés irritants?

R. Ceux de cantharide et de garou.

669. D. Quels sont les éléolés excitants?

R. Ceux préparés avec des plantes aromatiques.

670. D. Quels sont les éléolés sédatifs et calmants?

R. Ceux préparés avec le camphre et les plantes narcotiques.

671. D. Quelles sont les propriétés des éléolés par combinaison?

R. Ceux préparés avec l'eau de chaux et le sous-acétate de plomb sont astringents, ceux préparés avec l'ammoniaque sont irritants.

672. D. Comment emploie-t-on les éléolés médicinaux?

R. On les emploie en fomentations étendus sur du linge, ou en liniments à la dose de 4 à 5 grammes; ces préparations ne servent qu'à l'usage externe.

673. D. Qu'est-ce qu'une huile essentielle ou volatile?

R. Ce sont des substances solides (stéaroptènes) ou liquides (oléoptènes), d'une odeur aromatique, d'une saveur piquante, volatiles à 100 degrés, très-inflammables, obtenues par une série de distillations en opérant successivement sur le produit de la distillation précédente, insolubles dans l'eau, solubles dans l'alcool, l'éther et les huiles fixes.

674. D. Comment divise-t-on les huiles essentielles ou volatiles au point de vue physique?

R. En huiles essentielles solides (stéaroptènes, camphre) et liquides (oléoptènes, essence de citrons).

675. D. Comment divise-t-on les huiles essentielles au point de vue chimique?

R. En essences hydrocarbonées (essence de térébenthine, de citron, de sabine, de copahu, de cédra, de bergamote, de genièvre, de poivre noir), — en essences oxygénées, c'est-à-dire composées d'hydrogène, de carbone et d'oxygène (essences des labiées, des laurinées, des ombellifères, de lavande, de menthe poivrée, de romarin, de cannelle), — en essences azotées et sulfurées, composées d'oxygène, d'hydrogène, de carbone, d'azote et de soufre (essences de moutarde et des crucifères, d'amandes amères, et celles de laurier-cerise).

676. D. Sous quelle influence l'essence de moutarde, celle des crucifères et celle d'amandes amères se développent-elles?

R. Au contact de l'eau tiède et d'une température convenable.

677. D. Quelles sont les essences qui sont toutes formées dans les plantes?

R. Celles des labiées et des ombellifères, mais celles des crucifères, de laurier-cerise, d'amandes amères ne se développent qu'au contact de l'eau.

678. D. Comment prépare-t-on les huiles essentielles?

R. On place les plantes préalablement épistées au mortier dans une cucurbite avec q. s. d'eau, on les laisse macérer pendant un certain temps, puis on distille; pour retarder l'ébullition, on ajoute du sel commun; si l'huile est plus pesante que l'eau, on reçoit le distillé dans le récipient florentin où elle se dépose au fond; si, au contraire, elle est plus légère, elle surnage et on la retire avec une pipette.

679. D. Comment sépare-t-on l'huile essentielle de l'eau distillée?

R. L'on verse le produit de la distillation dans un entonnoir en ayant soin de fermer l'extrémité inférieure avec le doigt, on laisse reposer: l'eau et l'huile essentielle se séparent en raison de leurs densités différentes, on lâche le doigt et on laisse couler l'huile si elle est plus pesante que l'eau, et l'on arrête quand l'on a obtenu toute l'huile. Si c'est, au contraire, l'huile qui est la plus légère, on lâche le doigt et on laisse couler toute l'eau qui, saturée d'huile essentielle, est distillée de nouveau.

680. D. Quelles sont, des plantes desséchées ou des plantes fraîches, celles qui donnent le plus d'huile essentielle?

R. Les plantes fraîches en général.

681. D. D'où retire-t-on les huiles essentielles de moutarde et d'amandes amères?

R. Des graines préalablement divisées et qu'on a privées par expression de leur huile fixe.

682. D. Comment prive-t-on l'huile volatile d'a-

mandes amères de l'acide cyanhydri-
que?

R. Par le lavage avec un soluté de chlorure
de fer et d'hydrate de potasse, et on la
soumet à une nouvelle distillation.

683. D. Les huiles volatiles d'orange, de citron
ne s'obtiennent-elles que par distillation?

R. Non; on les obtient encore par l'expression du zest : elles sont plus suaves.

684. D. Avec quoi sophistique-t-on les huiles essentielles?

R. Avec de l'alcool, avec une huile fixe,
avec une huile volatile de moindre va-
leur.

685. D. Comment reconnaît-on que l'huile essentielle a été sophistiquée avec l'alcool?

R. Si l'on met l'huile dans un tube avec de
l'eau, et que l'on agite, la quantité
d'huile diminue, parce que l'eau en se
mélangeant avec l'alcool diminue.

686. D. Comment reconnaît-on que l'huile a été
sophistiquée avec une huile fixe?

R. C'est que quand on imprègne un papier
d'huile essentielle et que l'on chauffe,
la tache disparaît; si au contraire le
papier reste taché, c'est signe que l'huile

essentielle n'est pas pure, et qu'elle est mélangée à une huile fixe.

687. D. Comment reconnaît-on que l'on a sophistiqué l'huile essentielle avec une huile moins chère, celle de lavande ou de térébenthine ?

R. A l'odeur *sui generis* et à sa persistance, comme tache, sur du papier.

688. D. Quelles sont les huiles essentielles le plus en usage?

R. Celles des rosacées, des conifères, des labiées, des ombellifères et dés rutacées.

689. D. Quel est leur usage ?

R. Elles sont très-actives ; les unes sont excitantes, les autres antispasmodiques.

690. D. Comment administre-t-on les huiles essentielles ?

R. Dans une potion, par gouttes sur du sucre, en pastilles; elles forment la base des alcoolats et des hydrolats et servent à édulcorer.

691. D. Prescrire une huile médicinale fixe (éléolé) dans une potion ?

R. Potion purgative à l'huile de ricin.

Huile de ricin...................... 30 gr.
Sirop de limon..................... 30 gr.

    Eau distillée de menthe................ 20 gr.
    Eau pure............................ 40 gr.
    Mêlez. A prendre en 1 fois; agitez avant.

692. D. Prescrire des pilules avec l'huile de croton pour base ?

    R. Huile de croton................... 2 gouttes.
    Mie de pain....................... 2 gr.
    Faites absorber l'huile par la mie de pain et divisez en 8 pilules que l'on roulera dans de la poudre de guimauve. A prendre 2 de ces pilules le matin.

693. D. Prescrire une huile essentielle dans une potion anti-névralgique ?

    R. Huile essentielle de térébenthine...... 15 gr.
    Jaune d'œuf........................ N° 1.
    Eau............................... 100 gr.
    Sirop d'opium...................... 10 gr.
    Sirop de gomme.................... 40 gr.
    Emulsionnez l'essence de térébenthine avec le jaune d'œuf, en agitant dans un mortier, ajoutez peu à peu le sirop d'opium et de gomme, puis l'eau par petites portions. A prendre une cuillerée de 2 en 2 heures.

694. D. Qu'est-ce qu'un hydrolat ou eau distillée ?

    R. C'est un médicament officinal, liquide, obtenu par la distillation de l'eau sur une ou plusieurs substances. Il doit généralement ses propriétés à des huiles

essentielles, et sert d'excipient aux potions, collutoires, juleps, mixtures, collyres, gargarismes, lavements, injections, lotions.

695. D. Comment les prépare-t-on ?

R. Les hydrolats ou eaux distillées sont
préparés soit à la vapeur, soit par la
distillation des substances au contact
de l'eau.

696. D. Quelles sont les substances que l'on prépare à la vapeur, et quelles sont les
substances que l'on prépare par la
distillation des substances au contact
de l'eau ?

R. L'on prépare par distillation à la vapeur
les fleurs d'oranger, de tilleul, l'hysope,
les roses, la mélisse ; et l'on prépare par
distillation des substances au contact
de l'eau, les eaux distillées d'amandes
amères, de moutarde, de raifort et de
laitue.

697. D. Comment prépare-t-on les hydrolats avec
des plantes aromatiques ?

R. L'on met ces plantes sur une claie
d'osier, ou dans un panier de fils de fer,
ou dans un bain-marie percé de trous,
dont le tiers inférieur plonge dans l'eau

de la cucurbite, ou bien, comme le veut
Henry, l'on renferme les plantes aromatiques dans le bain-marie, de manière
qu'elles ne soient pas en contact avec
l'eau de la cucurbite, mais seulement
avec la vapeur, et l'on chauffe graduel-
lement jusqu'à l'ébullition, et l'on main-
tient cette température jusqu'à la fin.

698. **D.** Pourquoi met-on la substance à distiller
dans un panier, ou sur une claie, ou
dans le bain-marie exposée à la vapeur
seulement ?

R. Afin qu'elle ne reçoive pas l'action directe de la chaleur, et n'adhère pas aux
parois du vase où elle prendrait une
odeur empyreumatique.

699. **D.** Quelle quantité d'eau doit-on employer?
R. Assez pour mouiller complétement les
plantes, et pour les empêcher de brûler
à la fin de l'opération par l'action de la
chaleur.

700. **D.** Quelle quantité d'hydrolat doit-on obtenir ?

R. Une quantité d'hydrolat qui varie sui-
vant la substance employée à le préparer.

701. D. Quelles sont les principales eaux distillées (hydrolats).

R. Celles de fenouil, de genièvre, d'anis et autres fruits des ombellifères ; les eaux distillées de lierre terrestre, de mélisse, de sauge, de menthe, d'hysope, de thym et autres labiées ; celles de cochléaria, de cresson et autres crucifères ; de cannelle, de sassafras, de feuilles de laurier-cerise, d'amandier, de pêcher, de fleurs d'oranger, de sureau ; celles de roses, de tilleul, de bluets, de lis.

702. D. Formuler un hydrolat de fruits d'anis, ou de baies de genièvre, de coriandre ou de fenouil ?

R. Fruits d'anis, 500 grammes eau simple, 2 kilogr., dont on retire 1 kilogr. d'eau distillée.

703. D. Formuler un hydrolat de labiées ?

R. Sommités fraîches de lierre terrestre ou de mélisse, de sauge, de thym, de menthe, 500 grammes, eau simple, 2 kilog., eau distillée, 1 kilogr.

704. D. Formuler un hydrolat de crucifères ?

R. Cochléaria et cresson écrasés, 500 gr., eau, 500 gr., hydrolat obtenu, 500 gr.

705. D. Formuler un hydrolat de cannelle ou de
sassafras ?

R. Sassafras concassé, 500 gr., eau, 250 gr.,
eau distillée obtenue, 2 kilogr.

706. D. Formuler une eau distillée de feuilles
fraîches de laurier-cerise ou de pêcher ?

R. Feuilles de laurier-cerise, 500 gr., eau,
2 kilogr., hydrolat obtenu, 500 gr.

707. D. Formuler un hydrolat d'amandes amères ?

R. Amandes amères privées de leur huile
fixe par expression, 500 gr., eau, 3 kilogr., hydrolat obtenu, 500 gr.

708. D. Formuler un hydrolat de fleurs d'oranger ou de sureau ?

R. Fleurs récentes d'oranger, 5 kilogr., eau,
15 kilogr., hydrolat obtenu, 10 gr.

709. D. Formuler un hydrolat de bluets, de
roses des 4 saisons, de tilleul, de lis ?

R. Fleurs de lis ou de roses, 2 kilogr.,
eau, 4 kilogr., hydrolat obtenu, 2 kilogr.

710. D. De quoi les hydrolats ou eaux distillées
sont-ils composés ?

R. D'eau, d'huile essentielle, ou d'un principe aromatique.

711. D. Quels sont les meilleurs hydrolats, de
ceux qui sont obtenus en mélangeant
l'huile essentielle à l'eau distillée, ou

bien de ceux qui s'obtiennent par distillation ?

R. Ces derniers sont préférables parce qu'ils
sont plus suaves, et s'altèrent moins
facilement.

712. D. A quoi doit-on la teinte laiteuse que pré-
sentent quelquefois les hydrolats?

R. C'est à la présence de l'huile essentielle,
tenue en suspension dans l'eau distillée.

713. D. Quels sont les meilleurs procédés pour
obtenir les hydrolats?

R. Ce sont ceux d'Henry et de Soubeiran,
parce que les hydrolats sont plus suaves
et moins empyreumatiques que ceux
obtenus par les autres procédés.

714. D. Pourquoi, par les autres procédés, les
hydrolats prennent-ils une odeur empyreumatique ?

R. Parce que l'eau, en s'évaporant, laisse les
matières qu'elle tenait en dissolution à
nu sur les parois de la cucurbite où elles
reçoivent l'action directe de la chaleur,
sont décomposées et donnent des produits
empyreumatiques.

715. D. Quelles sont les plantes que l'on distille
sans ajouter de l'eau ?

R. Ce sont les plantes charnues contenant

beaucoup d'eau de végétation, on les écrase et on les distille sans addition d'eau : tels sont hydrolats de laitue, de pourpier. De 10 kilog. de ces plantes l'on retire 5 kilog. d'hydrolat.

716. D. Y a-t-il un hydrolat composé?

R. Oui, c'est celui de labiées.

717. D. Quel est l'usage des hydrolats?

R. Ils sont excitants ou antispasmodiques.

718. D. Comment s'administrent les hydrolats à l'intérieur?

R. A l'intérieur, par cuillerées ou par petits verres, édulcorés avec du sirop ou du sucre. — Ils servent aussi de véhicules aux potions et aux juleps.

719. D. A quelles doses les hydrolats doués d'une certaine activité, tels que ceux d'anis, de menthe poivrée, de cannelle, de fleurs d'oranger, de laurier-cerise, entrent-ils dans une potion?

R. A la dose de 8 à 16 grammes; les hydrolats moins actifs de laitue, de tilleul, s'emploient à la dose de 120 gr.

720. D. A quel usage externe emploie-t-on les hydrolats?

R. Ils servent d'excipient aux collyres et aux injections.

721. D. Prescrire une potion calmante avec l'eau distillée de laurier-cerise pour base?

R. Eau distillée de laurier-cerise.......... 10 gr.
Eau distillée de laitue................ 100 gr.
Sirop de fleurs d'oranger............. 30 gr.

722. D. Prescrire un collyre avec l'eau distillée de roses ou hydrolat de roses?

R. Sulfate de zinc .... 60 cg.
Eau distillée de roses............. 180 gr.
Laudanum..................... 10 gouttes.

723. D. Qu'est-ce qu'un hydrolé ou soluté?

R. C'est un médicament liquide formé d'eau et de principes médicamenteux qui y sont mis en totalité.

724. D. Comment obtient-on les hydrolés ou solutés ?

R. On obtient un hydrolé par la solution dans l'eau d'un corps simple, d'un acide, d'une substance saline, ou de l'un des principes immédiats des végétaux ou des animaux, pur ou mélangé.

725. D. Qu'est-ce qu'une injection ?

R. C'est un médicament destiné à être introduit avec une seringue dans certaines cavités naturelles ou morbides du corps.

726. D. Comment prepare-t-on les injections ?

R. Par solution, infusion, décoction et par suspension.

727. D. Quelles sont les injections que l'on prépare par solution ?

R. Celles qui sont faites avec des sels, des extraits et des substances solubles dans l'eau ; celles au nitrate d'argent, au sulfate de cuivre, au tannin, au sulfate de zinc, à l'acétate de plomb, au sous-borate de soude, les iodures et les chlorures.

728. D. Quelles sont les injections que l'on prépare par infusion ?

R. Celles qui sont faites avec des substances aromatiques.

729. D. Quelles sont les injections que l'on prépare par décoction ?

R. Celles qui sont faites avec des plantes mucilagineuses, féculentes, non aromatiques, ou offrant une texture dure (écorce, bois, racines).

730. D. Quelles sont les injections qui sont faites par suspension ou intermèdes ?

R. Celles dans lesquelles il entre des résines, des oléo-résines, du camphre, de l'huile, des gommes-résines, toutes substances insolubles dans l'eau.

731. D. Comment prépare-t-on les injections
faites avec le sulfate de quinine, et d'autres sels insolubles ?

R. En ajoutant une goutte de l'acide du
sel.

732. D. Les injections n'ont-elles que l'eau pour
véhicule ?

R. Non ; elles ont encore le vin et l'alcool.

733. D. A quelles doses prescrit-on les injections
d'alun, d'acétate de plomb, et celles aux
chlorures et aux iodures ?

R. 10 à 75 centigrammes par 30 grammes
d'eau.

734. D. Quelles sont les différentes actions théra-
peutiques des injections ?

R. Elles sont toniques, astringentes, émollientes, sédatives, désinfectantes, iodu-
rées, excitantes.

735. D. Comment administre-t-on les injections ?

R. On les prescrit à la dose de 120 à 250 et
même 500 grammes.

736. D. Comment les fait-on prendre ?

R. A l'aide d'une petite seringue, et l'on
renouvelle l'administration 3, 4 et 5 fois
par jour.

737. D. Comment fait-on l'injection des fosses nasales ?

R. Soit avec une seringue, soit avec un tube ouvert à ses deux extrémités, dont l'une plonge dans le liquide et l'autre est introduite dans le nez.

738. D. Prescrire une injection astringente contre la gonorrhée?

R. Sulfate de zinc.................... 2 gr.
Eau distillée de roses............. 250 gr.
Laudanum...................... 6 gouttes.

739. D. Prescrire une injection excitante contre les écoulements atoniques des muqueuses.

R. Sauge et romarin.................. 16 gr.
Vin............................. 500 gr.
Faites par macéré ou infusé.

740. D. Prescrire une injection calmante?

R. Décoction de graine de lin........... 300 gr.
Opium...................... 25 cg.

741. D. Prescrire une injection au nitrate d'argent?

R. Nitrate d'argent cristallisé........... 50 cg.
Eau distillée.................. 120 cg.
Faites par solution

742. D. Prescrire une injection narcotique?

4.

R. Feuilles de belladone................ 8 gr.
Eau............................. .. 250 gr.
Faites par infusion.

743. D. Par quoi pourrait-on remplacer la belladone?

R. Par une tête de pavot ou par 50 centigrammes de datura ou de jusquiame, ou enfin par 2 grammes de cyanure de potassium.

744. D. **Qu'est-ce qu'un julep?**

R. C'est une potion de 150 grammes, transparente, d'une saveur agréable, ayant pour excipient des eaux distillées ou des infusés ; pour correctif, des sirops, des mellites ou oxymellites ; pour base, des substances calmantes, sédatives, rafraîchissantes ou expectorantes : les juleps se donnent par cuillerées comme les potions, ou bien en 2 ou 3 doses ; ils servent souvent d'excipient aux potions.

745. D. Peut-on ajouter aux juleps des poudres ou des substances huileuses ?

R. Non, parce que ces substances pourraient en troubler la transparence

746. D. Prescrire un julep expectorant?

R. Infusion de lierre terrestre............ 120 gr.
Sirop de tolu.......................... 30 gr.

A prendre par cuillerées à bouche d'heure en
heure.

747. D. Prescrire un julep calmant?

R. Sirop d'extrait d'opium.............. 30 gr.
Eau de fleurs d'oranger.............. 15 gr.
Eau distillée de laitue.............. 125 gr.
A prendre en 3 doses dans la soirée avant de se
coucher.

748. D. Prescrire une potion calmante avec un
julep gommeux pour excipient?

R. Julep gommeux simple.............. 120 gr.
Sirop diacode....................... 30 gr.
A prendre par cuillerées.

749. D. **Qu'est-ce qu'un lait de poule** (lait
d'amandes. Voyez Émulsion ou lait d'a-
mandes, nº 470)?

R. Le lait de poule est une émulsion jaune
composée d'un jaune d'œuf, d'eau chaude
et d'eau distillée de fleurs d'oranger.

750. D. Quel est son usage?

R. Ce médicament est ordinairement employé, le soir avant de se coucher, dans
le cas de toux opiniâtre.

751. D. Prescrire un lait de poule?

R. Jaune d'œuf...................... Nº 1.
Sucre en poudre.................... 30 gr.
Triturez et ajoutez, eau chaude....... 300 gr.
Eau de fleurs d'oranger............. 15 gr.
A prendre en 3 fois avant de se coucher.

752. D. Qu'est-ce qu'un lavement ?

R. C'est une injection spécialement destinée pour le gros intestin.

753. D. Comment divise-t-on les lavements?

R. En lavements simples où il n'entre que de l'eau, et en lavements composés où il entre des substances médicamenteuses.

754. D. Comment prépare-t-on les lavements composés ?

R. Comme les injections par solution, infusion, décoction, et par suspension. (Voir Injections, nos 725 et suivants.)

755. D. A quelle dose donne-t-on les lavements destinés à être rejetés ?

R. A la dose de 500 grammes à 1,000 grammes (lavements simples et lavements purgatifs).

756. D. A quelle dose donne-t-on les lavements destinés à être conservés (ceux à l'assa fœtida, au baume de copahu, au sulfate de quinine, etc.) ?

R. A la dose de 125 grammes pour les quarts de lavements et 250 grammes pour les demis.

757. D. A quelle température donne-t-on les lavements?

R. A celle de 24° à 30° centigrades.

758. D. Que doit-on faire avant d'administrer
   un lavement destiné à être conservé?

   R. Il faut ordonner un lavement simple afin
   de vider l'intestin.

759. D. Prescrire un lavement purgatif?

   R. Huile de ricin......................... 60 gr.
   Jaune d'œuf........................... N° 1.
   Incorporez l'huile avec le jaune d'œuf et
   ajoutez eau simple.................. 500 gr.

760. D. Prescrire un lavement astringent contre
   la diarrhée?

   R. Cachou............................... 8 gr.
   Eau............................... 250 gr.
   Faites par décoction, passez et suspendez dans le
   liquide chaud, amidon 4 gr.

761. D. Prescrire un lavement émollient contre
   les coliques nerveuses?

   R. Son............................... 1 poignée.
   Eau............................... 500 gr.
   Faites par décoction et ajoutez lau-
   danum de Sydenham......... 15 gouttes.

762. D. Prescrire un lavement narcotique?

   R. Extrait d'opium..................... 5 cg.
   Morphine........................... 2 cg.
   Tête de pavot...................... N° 1.
   Belladone.......................... 4 gr.
   Eau............................... 250 gr.

763. D. Prescrire un lavement antispasmodique
   contre l'hystérie?

R. Assa fœtida en poudre.............. 30 gr.
Faire dissoudre dans jaune d'œuf...... N° 1.
Ajoutez décoction de quinquina....... 250 gr.

764. D. Prescrire un lavement amylacé?

R. Amidon........................... 20 gr.
Délayez dans eau froide.............. 250 gr.
Ajoutez et mêlez avec eau tiède....... 250 gr.
Ce lavement étant destiné à être conservé, on commencera par prendre un lavement simple pour débarrasser l'intestin; l'on fera de même pour les lavements prescrits aux numéros 754, 755, 756, 757, 758.

765. D. **Qu'est-ce qu'une limonade ?**

R. C'est une boisson ayant pour base un acide végétal ou minéral, ayant pour excipient 1,000 grammes d'eau, et pour correctif 60 grammes de sucre ou de sirop.

766. D. Combien distingue-t-on d'espèces de limonades?

R. Deux espèces : les limonades végétales et les limonades minérales.

767. D. Avec quoi fait-on les limonades minérales?

R. Avec des acides minéraux : acides sulfurique, nitrique, phosphorique, chlorhydrique; la limonade sulfurique est la plus employée.

768. D. Quelle proportion d'acide sulfurique
doit-on mettre dans la limonade sulfurique?

R. 7 à 8 gouttes, ou mieux jusqu'à agréable
acidité.

769. D. Avec quoi fait-on les limonades végétales?

R. Avec des fruits : un citron, une orange,
dépouillés de leurs graines et de leur
écorce et coupés par tranches; avec une
pomme reinette cuite et coupée par
tranches; avec des groseilles, des framboises, des cerises, des mûres égrappées
et écrasées à la dose de 60 grammes ou
3 ou 4 cuillerées; avec les sirops de ces
fruits à la dose de 60 grammes; avec les
acides citrique, acétique, tartrique et la
crème de tartre à la dose de 8 grammes.

770. D. Comment prépare-t-on la limonade végétale?

R. Soit par infusion, soit par macération.

771. D. La limonade cuite ou par infusion est-
elle préférable à celle faite par macération?

R. Oui, elle fatigue moins l'estomac parce
qu'elle contient des matières mucoso-
sucrées.

772. **D.** Qu'est-ce que la limonade vineuse?

R. C'est une limonade préparée avec du vin de Bourgogne, dans la proportion de 120 grammes à 180 grammes pour 1,000 grammes d'eau.

773. **D.** Qu'est-ce que la limonade sèche?

R. C'est une limonade faite avec 4 grammes de poudre d'acide tartrique ou citrique aromatisée avec 8 gouttes d'huile volatile de citron et édulcorée avec 120 grammes de sucre en poudre; le tout bien mêlé et que l'on conserve dans des flacons bouchés.

774. **D.** Comment administre-t-on la limonade sèche?

R. L'on fait dissoudre une cuillerée à bouche de cette poudre dans un verre d'eau.

775. **D.** Dans quel cas se sert-on de la limonade sèche?

R. Quand on est en voyage et que l'on veut avoir immédiatement un verre de limonade tempérante et rafraîchissante.

776. **D.** Qu'est-ce que la limonade gazeuse, comment se prépare-t-elle?

R. C'est une limonade que l'on prépare avec 8 grammes d'acide tartrique en poudre divisés en six paquets, et 12 grammes de bicarbonate de soude divisés en six paquets ; l'on fait dissoudre un paquet d'acide tartrique dans un demi-verre d'eau sucrée et l'on ajoute un paquet de bicarbonate de soude.

777. D. Comment administre-t-on la limonade ordinaire ?

R. Par verres ou par tasses comme les tisanes, et l'on passe à travers un linge quand on a affaire à une limonade faite avec des fruits ; les limonades se prescrivent à la dose de 1,000 grammes.

778. D. Quelle est leur action ?

R. Elles sont rafraîchissantes et tempérantes.

779. D. Prescrire une limonade minérale ?

R. Eau .... 1000 gr.
Sirop de sucre.......... 60 gr.
Acide sulfurique........ q. s. pour aciduler
    agréablement.

780. D. Prescrire une limonade végétale tempérante.

R. Acide citrique..................... 50 gr.
Sirop de sucre..................... 60 gr.
Eau .... 1000 gr.
A prendre par verres dans la journée.

781. D. Prescrire une limonade purgative ?

R. Citrate de magnésie.................... 8 gr.
Eau......................... 1000 gr.
Sirop de fraises...................... 60 gr.

782. D. Prescrire une limonade sèche ?

R. Acide tartrique.................. 8 gr.
Sucre en poudre.................. 60 gr.
Huile essentielle de citron......... 4 gouttes.
Mélez et versez une cuillerée à bouche de cette poudre dans un verre d'eau.

783. D. Prescrire une limonade gazeuze purgative ?

R. Citrate de magnésie.................. 50 gr.
Eau............................. 700 gr.
Sirop tartrique...................... 60 gr.
Bicarbonate de soude en poudre......... 4 gr.
Bouchez exactement la bouteille. A prendre par verres le matin a jeun.

784. D. **Qu'est-ce qu'un liniment ?**

R. C'est un liquide onctueux, ordinairement huileux, qui sert à oindre la peau au moyen de frictions faites, soit avec la main, soit avec du coton ou de la flanelle ; dans ce dernier cas, on laisse la flanelle ou le coton imbibés du liniment en contact avec la peau comme dans l'embrocation.

785. D. Quels sont les excipients ordinaires des liniments ?

R. Les graisses et les huiles fixes, le vin,
l'alcool, le vinaigre et les teintures ;
d'autres fois, l'on y ajoute des sels, des
acides, des baumes, des onguents, des
gommes-résines, des combinaisons métalliques, du blanc ou du jaune d'œuf et
des savons.

786. D. Quelle règle doit-en suivre dans la préparation des liniments composés ?

R. Il ne faut associer que des substances en
rapport de composition.

787. D. Si l'on prépare un liniment avec le camphre ou l'essence de térébenthine, quel
excipient devra-t-on choisir ?

R. Les teintures, les alcoolats et les huiles
fixes.

788. D. Si l'on prépare un liniment avec des
teintures, des vinaigres, du vin, des
alcoolats, quel excipient devra-t-on choisir ?

R. On les associera entre eux ou on les
incorporera dans un corps gras, une
huile, au moyen d'un mucilage.

789. D. Donner des exemples de liniments préparés par combinaisons ?

R. Le liniment volatile composé de 32 grammes d'huile d'amandes douces et de

8 grammes d'ammoniaque et le liniment oléo-calcaire composé de parties égales d'huile et d'eau de chaux.

790. D. Quelle quantité de liminent prescrit-on?
R. De 30 à 150 grammes.

791. D. Comment administre-t-on tous les liniments ?
R. En pratiquant des frictions à l'aide d'une certaine quantité de liniment, soit avec la main nue ou couverte d'un gant si la substance est irritante; ou bien l'on imprègne un linge, une flanelle de liniment, et l'on frictionne pendant un certain temps la partie malade.

792. D. Comment prescrit-on les liniments officinaux ?
R. Comme les préparations officinales, il suffit d'indiquer le nom du liniment et la quantité à préparer; exemple : teinture de gentiane, 60 grammes, — liniment volatil camphré, 40 grammes, — liniment oléo-calcaire, 60 grammes.

793. D. Prescrire un liniment volatil ?

R. Huile d'amandes douces.............. 125 gr.
Ammoniaque...................... 15 gr.
Faire des frictions avec de la flanelle sur la partie malade.

794. D. Prescrire un liniment oléo-calcaire contre les brûlures récentes superficielles
au 1er degré ?

> **R.** Huile d'amandes douces.............. 60 gr.
> Eau de chaux...................... 60 gr.
> Mêlez ; agitez fortement dans un vase après avoir
> ajouté 4 gouttes de laudanum, et faites des em-
> brocations à l'aide d'une flanelle sur la partie
> brûlée.

795. D. Prescrire un liniment narcotique contre
le rhumatisme et la névralgie ?

> **R.** Baume tranquille.................... 64 gr.
> Laudanum de Sydenham.............. 8 gr.
> Mêlez et agitez fortement avant chaque adminis-
> tration.

796. D. Prescrire un liniment sédatif contre les
hémorrhoïdes ulcérées.

> **R.** Extrait de belladone................. 2 gr.
> Chlorhydrate de morphine............ 30 cg.
> Jaune d'œuf...................... N° 1.
> Battez ces substances ensemble pour en faire un
> liniment dans lequel vous tremperez des bour-
> donnets de charpie que vous appliquerez sur les
> hémorrhoïdes.

797. D. Prescrire un liniment chloroformé dans
le cas de coliques hépatiques et néphré-
tiques.

> **R.** Chloroforme...................... 20 gr.
> Huile d'amandes douces.............. 120 gr.

Mêlez et imbibez avec ce liniment un morceau de
de flanelle que vous appliquerez sur la partie
malade.

798. D. **Qu'est-ce qu'un looch ?**

R. C'est une émulsion qui contient une
plus grande quantité de mucilage, et
qui est plus sirupeuse que l'émulsion
ordinaire.

799. D. Combien distingue-t-on d'espèces de
loochs ?

R. Trois : le looch blanc, le looch jaune et
le looch vert.

800. D. Comment prépare-t-on le looch blanc
pectoral ordinaire.

R. (Voyez Émulsion au lait d'amande,
n° 475). — L'on dépouille 12 amandes
douces et 2 amandes amères de leur
enveloppe et on les émulsionne avec
30 grammes de sucre en poudre, 80 centigrammes de gomme adragante,
220 grammes d'eau et 8 grammes d'eau
distillée de fleurs d'oranger ; le Codex
veut qu'on ajoute de l'huile au mucilage.

801. D. Quel est l'usage du looch blanc pectoral ?

R. Il s'emploie dans les maladies des voies
respiratoires ; — il sert d'excipient et de

corrcctif aux autres médicaments , il est
émollient et adoucissant.

802. D. Que fait-on pour incorporer des poudres
dans un looch ?

R. Il faut triturer la poudre avec de la
gomme et du sucre, avant de composer
le mucilage.

803. D. Comment incorpore-t-on les huiles et les
oléo-résines dans un looch ?

R. On les mêle à l'émulsion d'amandes et
on les incorpore au mucilage.

804. D. Comment administre-t-on le looch blanc
pectoral ?

R. Il s'administre chaud ou froid, par cuillerées, d'heure en heure.

805. D. Peut-on mettre dans un looch des acides, des teintures ou des alcoolats ?

R. Non, on pourrait l'altérer.

806. D. Comment prescrit-on le looch blanc pectoral ?

R. Looch blanc du Codex, 120 grammes ou
60 grammes, selon que l'on veut administrer un looch ou un demi-looch, ou
bien l'on dit looch blanc no 1 ou no 1/2.

807. D. Qu'est-ce qu'un looch composé ?

R. C'est le looch blanc ordinaire auquel on
ajoute une substance médicamenteuse,

par exemple 10 centigrammes de khermès ou 30 centigrammes de résine de
jalap.

808. D. A quoi le looch vert doit-il sa couleur ?

R. A la présence de la pistache, du sirop de
violette et du safran ; la couleur jaune
de ce dernier corps et bleue du sirop de
violette produisent la couleur verte.

809. D. A quoi le looch jaune doit-il sa couleur?

R. A la présence du jaune d'œuf dans le-
quel on incorpore l'huile d'amandes
douces. Ce looch peut remplacer l'émulsion jaune.

810. D. A quoi le looch blanc doit-il sa couleur?

R. A l'émulsion d'amandes.

811. D. Prescrire un looch blanc composé ?

R. Looch blanc pectoral................... 120 gr.
Khermès............................. 10 cg.
F. s. a. A prendre par cuillerées à bouche d'heure
en heure, agitez avant d'administrer.

812. D. Prescrire un looch purgatif avec l'huile
de ricin ?

R. Looch blanc pectoral.................. N° 1.
Huile de ricin......................... 30 gr.
Jaune d'œuf........................... N° 1.

813. D. **Qu'est-ce qu'une lotion ?**

R. C'est un médicament liquide qui a la

plus grandé analogie avec l'injection
dans sa composition et sa préparation
(n° 725); elle n'èn diffère que par son
mode d'application. La lotion peut avoir
pour excipient l'eau, le vin, le vinaigre,
soit seuls soit chargés de principes médicamenteux; le plus ordinairement ce
sont des infusions aqueuses, des liqueurs
résineuses ou des huiles.

814. D. Quelles sont les propriétés des lotions?

R. Elles peuvent être toniques, ou émollientes, astringentes, désinfectantes,
narcotiques. On les formule comme les
injections, et dans les mêmes proportions.

815. D. Comment administre-t-on les lotions?

R. Au moyen de flanelle, de coton, d'éponges imbibés du liquide à l'aide duquel
on bassine les parties malades, ou bien
on agit par expression, pour faire tomber le liquide sur les parties malades.

816. D. En quoi la lotion diffère-t-elle de la fomentation (n° 562)?

R. C'est que la fomentation reste plus longtemps appliquée sur la partie malade.

817. D. Prescrire une lotion résolutive alcaline
contre les engorgements scrofuleux?

R. Carbonate de potasse...................... 32 gr.
Eau .... 500 gr.
Lotionnez plusieurs fois par jour les parties malades.

818. D. Prescrire une lotion chlorurée contre les ulcérations atoniques ?

R. Chlorure de chaux.................... 100 gr.
Eau .... 500 gr.

819. D. Prescrire une lotion astringente ?

R. Extrait de Saturne................... 30 gr.
Eau................................... 500 gr.
Alcool................................ 30 gr.

820. D. Prescrire une lotion narcotique ?

R. Feuille de belladone................. 8 gr.
Eau................................... 250 gr.
Faites par infusion.

821. D. Prescrire une lotion émolliente ?

R. Racine de guimauve................. 30 gr.
Tête de pavot......................... N° 1.
Faites bouillir dans eau.............. 1,000 gr.
Imbibez une compresse, et renouvelez souvent son application sur la partie malade.

822. D. **Qu'appelle-t-on mellites ?**
R. Ce sont des sirops qui ont le miel pour condiment et l'eau pour excipient.

823. D. Comment prépare-t-on les mellites ?
R. On les prépare comme les sirops, avec

les infusés, les décoctés des substances médicamenteuses.

824. D. Combien y a-t- d'espèces de mellites?

R. Deux espèces : des simples et des composés.

825. D. Comment prépare-t-on les mellites simples au sirop de miel ?

R. L'on fait dissoudre à chaud, puis on fait bouillir pendant quelques minutes 1,500 grammes de miel dans 500 grammes d'eau.

826. D. Est-il besoin de clarifier le produit?

R. Non, le miel se clarifie naturellement par la chaleur; il suffit de l'écumer deux fois et de passer au blanchet.

827. D. Quels sont les principaux mellites médicinaux?

R. Le mellite rosat ou miel rosat, le mellite œillitique et le mellite mercuriel.

828. D. Comment prépare-t-on le mellite rosat?

R. Avec des pétales secs de roses de Provins 250 grammes, eau 1,500 grammes; on laisse infuser vingt-quatre heures, on passe, on exprime, on fait cuire dans une bassine avec miel blanc 1,500 grammes, et on laisse bouillir jusqu'à ce que le mellite marqne 30° à l'aréomètre de Beaumé.

829. **D.** Comment prépare-t-on le mellite scilli-tique?

R. L'on pile dans un mortier 60 grammes de squammes sèches de scille, on laisse infuser pendant vingt-quatre heures dans 1,000 grammes d'eau, l'on passe et l'on ajoute 1,200 grammes de miel ; l'opération est terminée quand le mellite marque 30° à l'aréomètre de Beaumé.

830. **D. Qu'est-ce qu'une mixtion?** (Voyez n° 121).

831. **D. Qu'est-ce qu'une mixture?**

R. C'est une potion qui, sous un petit volume, contient beaucoup de principes actifs ; les mixtures, d'après cette définition, seraient aux potions ce que les apozèmes sont aux tisanes.

832. **D.** Quelles définitions Soubeiran et Trousseau donnent-ils des mixtures?

R. Ce sont, selon eux, des potions très-concentrées ou des mélanges.

833. **D.** Prescrire une mixture purgative sous forme de potion?

R. Crème de tartre.................... 30 gr.
Manne et pulpe de casse, de chacune.. 60 gr.

Eau . . . . 1,000 gr·
Délayez : à prendre par verres le matin à jeun.

834. **D.** Prescrire une mixture tonique sous forme de mélange ?

R. Extrait sec de quinquina. . . . . 10 gr.
Sirop d'écorces d'oranges. . . . . 30 gr.
Eau distillé de cannelle. . . . . 60 gr.
A prendre par cuillerées à café.

835. **D.** Prescrire une mixture obstétrique ?

R. Poudre d'ergot de seigle. . . . . 1 gr.
Sirop simple. . . . . 30 gr.
Mêlez : à prendre par cuillerées à café, de 10 en
10 minutes.

836. **D.** **Qu'est-ce qu'un moxa ?**
R. C'est une préparation formée de matières
combustibles et destinée à être brûlée
sur quelque partie du corps.

837. **D.** Avec quoi fait-on les meilleurs moxas ?
R. Avec le tronçon de la moelle du grand
soleil que l'on entoure d'une couche de
coton légèrement nitrée et que l'on main-
tient un peu serrée à l'aide d'une petite
bande de toile cousue ; l'on fait encore
des moxas avec du coton imprégné de
chlorate de potasse, mais il sont moins
bons que le premier.

838. **D.** Comment applique-t-on les moxas ?

R. Le cylindre ou moxa qui a 18 millimètres
de hauteur sur 10 de diamètre est ap-
pliqué sur la partie que l'on veut brûler
et maintenu en place avec des pinces.
On souffle pour entretenir l'ignition, et
l'on a soin de tenir un linge mouillé ap-
pliqué autour pour préserver les parties
voisines des étincelles.

839. D. Dans quels cas emploie-t-on les moxas ?

R. Pour changer le siége d'une irritation
et comme dérivatif, ou pour exciter fortement le système nerveux.

840. D. **Qu'est-ce qu'un mucilage ?**

R. C'est une préparation de consistance de
blanc d'œuf ayant l'eau pour excipient
et pour base un principe mucilagineux
ou féculent.

841. D. Quels sont les corps qui servent à préparer les mucilages ?

R. La gomme arabique, celle du Sénégal,
la gomme adragante, la racine de guimauve, les graines de lin, de coing, et
les fécules.

842. D. Combien distingue-t-on de sortes de mucilages ?

R. Deux : les mucilages naturels et les mucilages artificiels. Les mucilages natu-

rels se font avec les graines et les racines mucilagineuses, tandis que les mucilages artificiels sont de simples dissolutions de gomme dans l'eau.

843. D. Comment prépare-t-on les mucilages de gomme ?

R. On les prépare soit à froid, par simple solution et macération, ou bien à chaud, par digestion sur des cendres chaudes.

844. D. Comment prépare-t-on les mucilages de graines et de racines émollientes ?

R. On les prépare à chaud par digestion, mais non par décoction, pour ne pas coaguler l'albumine végétale. Les graines mucilagineuses se mettent dans un nouet de toile, ainsi que les racines de mauve et de guimauve préalablement divisées en menus morceaux, et on les plonge dans l'eau chaude, où on les laisse digérer pendant douze heures ; on agite de temps en temps et l'on exprime.

845. D. Comment prépare-t-on les mucilages avec les fécules ?

R. On les prépare soit à chaud, comme les gelées (n° 616), dans la proportion de 1 partie de fécule pour 20 parties d'eau, soit à froid, en battant la fécule dans un mortier avec une certaine quantité d'eau.

846. D. Quel doit être le degré de concentration de la gomme pour faire la potion gommeuse?

R. Il faut 10 grammes de gomme pour 120 grammes d'eau.

847. D. Quel doit être le degré de concentration de la gomme pour faire des excipients pilulaires ?

R. 1 gramme de gomme arabique ou du Sénégal pour 1.gramme d'eau, ou bien 1 gramme de gomme adragante pour 8 grammes d'eau.

848. D. Comment prescrit-on les mucilages ?

R. L'on indique la quantité de mucilage à préparer, le nom de la plante et de l'organe qui doit le fournir.

849. D. Quel est l'usage thérapeutique des mucilages ?

R. Ils sont émollients et adoucissants.

850. D. Comment les administre-t-on ?

R. A l'extérieur, sous forme de collyre mou.
— A l'intérieur, on les délaye dans une tisane ou une potion, ou bien ils servent d'intermède pour *suspendre* les substances insolubles ; enfin ils servent d'*excipient* pour les pilules et les pastilles.

851. **D.** Prescrire un mucilage comme intermède
dans une potion ou comme excipient pilulaire.

R. Mucilage de gomme, s. q. pour 20 pilules, ou 5 grammes pour suspendre de
l'huile de croton tiglium dans une potion
ou une mixture.

852. **D.** Donner un exemple de mucilage de
gomme employé comme intermède dans
une potion.

R. Huile de croton.................... 4 gouttes.
Mucilage de gomme............... 5 gr.
Mêlez exactement dans un mortier
et ajoutez, sirop de sucre........ 60 gr.
Eau de fleur d'oranger............ 20 gr.
Eau commune.................... 60 gr.
A prendre en 2 fois

853. **D.** Donner un exemple de mucilage employé
comme excipient pilulaire.

R. Cachou.............................. 4 gr.
Mucilage de gomme................... q. s.
Mêlez et divisez en 20 pilules; à prendre 1 à 5 par
jour.

854. **D.** **Qu'est-ce qu'un oléo-saccharum**
ou éléo-saccharolé?

R. C'est un mélange d'huile essentielle et
de sucre obtenu par imbibition du sucre
par une huile essentielle et rendu plus

intime par la trituration dans un mortier.

855. D. Quelle doit être la proportion à employer d'huile et de sucre pour faire un oléo-saccharum ?

R. 1 à 4 gouttes d'huile essentielle pour 4 grammes de sucre.

856. D. Quels sont les oléo-saccharum les plus usités ?

R. Ceux d'orange, de menthe, d'anis et de citron.

857. D. Comment prépare-t-on les oléo-saccharum d'orange et de citron ?

R. En frottant le sucre sur la partie jaune de l'écorce d'orange ou de citron : c'est le moyen de les avoir plus suaves.

858. D. Quel est l'usage des oléo-saccharum ?

R. Ils servent à incorporer de l'huile essentielle dans des pilules, des potions. Ils servent donc de base et d'intermède.

859. D. De quelles propriétés jouissent-ils ?

R. Ils jouissent des mêmes propriétés que les huiles essentielles qui leur servent de base : ils sont excitants et aromatiques comme elles.

860. D. **Qu'est-ce qu'un onguent (rétinolé) ?**

R. C'est un médicament officinal externe, de consistance pâteuse très-cohérente, ayant pour base des matières résineuses et pour excipient des corps gras, et ne contenant pas de substances métalliques.

861. D. A quoi les onguents doivent-ils leur activité ?

R. Aux résines qu'ils contiennent.

862. D. En quoi les onguents diffèrent-ils des pommades et des emplâtres ?

R. Ils diffèrent des pommades par leur consistance ordinairement plus grande à cause des résines qu'ils renferment, et ils diffèrent des emplâtres parce qu'ils ne contiennent pas d'oxydes métalliques en combinaison, et qu'ils sont moins consistants.

863. D. Comment divise-t-on les onguents?

R. En onguents mous ou onguents proprement dits, et onguents solides ou onguents-emplâtres.

864. D. Comment prépare-t-on les onguents composés seulement de matières grasses et résineuses ou oléo-résineuses?

R. On fait liquéfier d'abord les substances les moins altérables à une douce chaleur et on ajoute ensuite les baumes, la cire et les oléo-résines, on passe à travers un linge et l'on remue le mélange jusqu'à ce qu'il soit figé entièrement.

865. D. Comment prépare-t-on les onguents avec les extraits aqueux?

R. On fait dissoudre les extraits avec s. q. d'eau avant de les incorporer dans les onguents.

866. D. Comment prépare-t-on les onguents avec les poudres?

R. On commence par les mêler avant de les incorporer.

867. D. Comment prépare-t-on les onguents avec les gommes-résines dures?

R. On commence par les pulvériser avant de les incorporer.

868. D. Comment prépare-t-on les onguents avec les gommes-résines molles et qui ne peuvent être pulvérisées?

R. On les dissout dans l'alcool, on évapore à consistance de miel et on les incorpore dans les matières résineuses et grasses après les avoir liquéfiées.

869. D. Quelle manipulation est-il nécessaire de faire pour incorporer ces substances?

R. Il faut agiter continuellement avec une

spatule jusqu'à refroidissement pour que le mélange soit exact.

870. D. A quel moment incorpore-t-on les substances volatiles?

R. A la fin.

871. D. Quels sont les principaux onguents mous ou onguents proprement dits, ou rétinolés mous, et quelle est leur composition?

R. Ce sont : l'onguent basilicum, qui a pour excipient l'huile d'olive, 392 grammes, et pour base la poix noire, la colophane et la cire jaune, de chaque 120 grammes; — l'onguent brun, qui contient 2 grammes de deutoxyde de mercure; — l'onguent de styrax, qui renferme du baume de styrax liquide; — le baume Nerval, qui a pour base des substances stimulantes et balsamiques.

872. D. Quel est l'usage de ces divers onguents?

R. Ils sont excitants par les oléo-résines, maturatifs par les graisses; — l'onguent basilicum est employé pour entretenir la suppuration et comme maturatif; — l'onguent brun, comme escharotique et excitant dans les ulcérations syphilitiques ou atoniques; — l'onguent styrax, comme

excitant et suppuratif dans les ulcérations atoniques; — le baume d'Arcéus
et l'onguent digestif ont les mêmes usages; le baume Nerval est employé contre
les entorses et les rhumatismes.

873. D. Comment administre-t-on les onguents?

R. On les applique à l'extérieur sur les
plaies et les ulcérations gangréneuses,
afin d'obtenir la cicatrisation par une
meilleure suppuration; — pour cela on
les étend sur du linge ou de la charpie,
soit seuls ou mêlés avec du cérat; — on
les incorpore à un cataplasme que l'on
veut rendre maturatif.

874. D. Quels sont les principaux onguents solides ou onguents-emplâtres ou rétinolés
solides?

R. L'emplâtre de cire, — l'emplâtre épispastique, ou vésicatoire, ou de cantharide; — l'emplâtre-vésicatoire anglais;
— l'emplâtre de ciguë; — tous ces onguents solides ou onguents-emplâtres
diffèrent des emplâtres proprement dits,
parce qu'ils ne contiennent pas des oxydes métalliques en combinaison (voyez
Emplâtres, n° 455 et suivants).

875. D. De quoi est composé l'emplâtre épispas-

tique, ou de cantharide, ou vésicatoire,
et comment le prépare-t-on?

R. Il est composé de résine jaune 120
grammes, de cire jaune 120 grammes,
de graisse de porc 120 grammes, de cantharides pulvérisées 120 grammes ; on
commence par liquéfier les corps gras et
l'on ajoute la poudre de cantharide, on
fait digérer pendant quelque temps à
une douce chaleur, l'on retire le vase du
feu, l'on agite jusqu'à ce que l'emplâtre
soit presque refroidi et l'on coule dans
un pot.

876. D. Comment administre-t-on les onguents
solides ou onguents-emplâtres?

R. On les administre comme les emplâtres
simples : on commence par les ramollir
dans l'eau tiède, on les étend en couches
peu épaisses sur des taffetas, des toiles
ou de la peau blanche, après leur avoir
donné la forme voulue.

877. D. **Qu'est-ce qu'un opiat?**

R. C'est un électuaire qui contient de l'o-
pium. (Voy. Électuaire n° 445).

878. D. **Qu'est-ce qu'un oximellite?**

R. C'est un mellite qui a pour excipient le

vinaigre au lieu d'eau. (Voyez Mellite n° 822).

879. D. Quels sont les principaux oximellites?

R. Ceux de colchique, de scille, qui sont préparés avec leurs vinaigres.

880. D. Prescrire l'oximellite simple?

R. Miel pur.............................. 500 gr.
Vinaigre blanc........................ 500 gr.
Faite cuire a 30 degrés de l'aréomètre de Beaumé, écumez et passez.

881. D. **Qu'est-ce que le papier épispastique ?**

R. Ce sont des morceaux de papier que l'on trempe dans de la cire fondue et que l'on saupoudre avec de la poudre de cantharide.

882. D. **Qu'est-ce que le papier chimique ?**

R. Ce sont des morceaux de papier recouverts d'emplâtre, de deutoxyde de plomb et d'huile de lin bouillie avec du protoxyde de plomb.

883. D. **Qu'est-ce qu'une pastille?**

C'est un médicament solide, cristallin, de forme semi-sphérique, qui a pour excipient le sucre, et pour base une huile essentielle ; la pastille ne diffère de l'oléo-saccharum que par le procédé opératoire.

884. D. Comment prépare-t-on les pastilles ?

R. L'on fait cuire parties égales de sucre et d'eau jusqu'à consistance de sirop épais, puis on ajoute 30 grammes de sucre granulé imbibé de 4 gouttes d'huile essentielle, et l'on fait tomber par goutte sur du marbre ce mélange contenu dans un poëlon, les gouttes, en tombant se solidifient, et prennent la forme semi-sphérique.

885. D. Quelles sont les principales pastilles ?

R. Celles d'anis, de fleurs d'oranger, de menthe, de rose.

886. D. Quelle est la propriété des pastilles ?

R. Elles sont excitantes et aromatiques comme les huiles essentielles qui entrent dans leur composition.

887. D. **Qu'appelle-t-on pâtes médicinales ?**

R. Ce sont des médicaments officinaux présentant la mollesse de la pâte de boulanger, composés d'une partie de gomme arabique et d'une partie de sucre dissous dans l'eau ou dans un soluté médicamenteux.

888. D. Comment divise-t-on les pâtes?

R. En pâtes transparentes, telles que celles de jujube, et en opaques celles de guimauve et de lichen; les premières sont faites sans agitation, et les secondes avec agitation.

889. D. Citer quelques pâtes médicamenteuses?

R. Pâtes pectorales, pâtes de jujube, pâtes de guimauve, pâtes de réglisse.

890. D. A quelle dose donne-t-on les pâtes?

R. A la dose de 20 à 60 grammes par jour.

891. D. **Qu'est-ce qu'un pessaire?**

R. C'est un instrument annulaire ou ovalaire, ayant une ouverture au centre, destiné à être introduit dans le vagin, dans le cas d'abaissement ou de chute de l'utérus.

892. D. Comment fait-on les pessaires?

R. Comme les bougies élastiques, avec une préparation composée d'huile de lin rendue siccative par 1 partie de litharge; l'on ajoute du succin et de la térébenthine, de chaque 1/3 de partie et $\frac{1}{20}$ de caoutchouc. La solution faite, l'on applique plusieurs couches successives de ce mélange sur du taffetas et du drap cousus ensemble, que l'on bourre à l'intérieur, de coton cardé, de crin ou de laine, et on donne la forme voulue ; on peut les faire aussi en vrai caoutchouc, en ivoire et en os.

893. D. **Qu'est-ce que le petit lait ?**

R. C'est du lait privé du beurre et du caséum qu'il renfermait, et qui n'est plus formé que de sérum ; le petit lait naturel se fait spontanément, au simple contact de l'air ?

894. D. Comment prépare-t-on le petit lait artificiel ?

R. L'on chauffe du lait, et, quand il est bouillant, l'on verse 15 grammes de vinaigre (une cuillerée à bouche), ou mieux 1 gramme 50 centig. d'acide tartrique par 1,000 grammes de lait : l'acide le fait tourner, le caséum se coagule ; l'on décante et l'on mêle, après le refroidissement, du blanc d'œuf battu avec 120 grammes d'eau : on chauffe jusqu'à l'ébullition, et le blanc d'œuf, en se coagulant par la chaleur, entraîne le caséum qui pourrait encore troubler le sérum, et l'on filtre. On le prépare aussi avec la présure de chevreau, à la dose de 2 grammes par litre.

895. D. Comment est le petit lait ?

R. Il est limpide, jaune verdâtre, acide, rougissant un peu le tournesol ; il est composé d'eau, de sucre de lait (lactine) et de sels.

896. D. Comment l'administre-t-on et quel est son usage ?

R. On le prend par verres, le matin. — Il sert d'excipient au nitrate de potasse comme diurétique et aux sels purgatifs ; d'une manière générale, il est tempérant, rafraîchissant et laxatif.

897. D. **Qu'est-ce qu'une pilule** ?

R. C'est un médicament magistral de forme sphérique et d'une consistance de pâte ferme qui permet de la rouler sans qu'elle s'applatisse dans les doigts ou qu'elle y adhère.

898. D. Quel est le poids que les pilules ne peuvent pas dépasser ?

R. De 5 à 40 centigrammes.

899. D. Quelles sont les substances qui peuvent servir d'excipient aux pilules ?

R. Le sirop, le miel, les extraits aqueux et alcooliques, les mucilages, les conserves de roses et de cynorrhodons, les électuaires, le jaune d'œuf, la mie de pain, le gluten, les poudres de guimauve, de réglisse, de lycopode, de magnésie et le savon médicinal amygdalin.

900. D. Quelles sont les substances qui peuvent servir de base aux pilules?

R. Ce sont des *poudres* végétales, animales ou minérales, *des résines, gommes-résines, oléo-résines*, des *extraits aqueux ou alcooliques*, des *matières grasses*, des *huiles essentielles*.

901. D. De combien d'ordres peuvent être les matières actives ou *bases* qui peuvent entrer dans les pilules?

R. De trois ordres : 1° la base peut être solide ou pulvérulente (aloès) ; 2° elle peut être molle (extrait de térébenthine) ; 3° elle peut être liquide (huiles fixes, huiles essentielles), et la nature de l'excipient doit varier selon que la base est solide, molle ou liquide.

902. D. Avec une base solide ou pulvérulente, comment doit être l'excipient pilulaire?

R. Il doit être mou ou liquide (sirop, miel, extraits, mucilages, conserves de roses, électuaires).

903. D. Avec une base molle, comment doit être l'excipient pilulaire?

R. Il doit être une poudre inerte (poudre de réglisse, de guimauve, de lycopode, de magnésie, d'amidon) dans laquelle on roule la pilule pour l'empêcher d'adhérer.

904. D. Avec une base liquide, huile essentielle ou huile fixe, quel sera l'excipient pilulaire?

R. Ce sera le gluten, la mie de pain, le savon. Exemple : 2 gouttes d'huile de croton que l'on incorpore dans du savon ou dans de la mie de pain.

905. D. Si ce sont des résines qui servent de base, devra-t-on se servir de poudres inertes pour excipient pilulaire?

R. Non. Soubeiran préfère le miel parce qu'il divise la résine.

906. D. D'autres auteurs ne préfèrent-ils pas, dans ce cas, employer le savon comme excipient pilulaire?

R. Oui, parce qu'ils prétendent que le savon, par son alcali, se combine avec la résine pour donner un savon résineux qui se dissout plus facilement dans les intestins.

907. D. Si la base est une matière oléo-résineuse

(baume de copahu), quel sera l'excipient?

R. Ce sera la magnésie en poudre qui servira d'excipient pilulaire.

908. D. Dans quel cas emploie-t-on le jaune d'œuf comme excipient pilulaire?

R. Quand on veut lier les résines et les oléo-résines avec des poudres végétales.

909. D. Dans quel cas emploie-t-on l'amidon comme excipient pilulaire?

R. Quand on veut donner de la consistance aux matières grasses (beurre de cacao, de muscade).

910. D. Peut-on choisir indifféremment le mucilage de gomme ou le mucilage des malvacées comme excipient pilulaire?

R. Non; le mucilage de gomme rend les pilules trop dures, surtout quand elles doivent être conservées, parce qu'elles se dessèchent et qu'elles se délayent difficilement dans le suc gastrique; il faut lui préférer, dans ce cas, le mucilage de guimauve.

911. D. Quand peut-on revêtir les pilules d'une feuille d'or ou d'argent?

R. Quand on veut masquer leur odeur ou leur saveur, mais pour cela il ne faut pas que le mercure, l'iode libre ou le soufre entrent dans leur composition.

912. **D.** Comment conserve-t-on les pilules de térébenthine cuites?

R. On les conserve dans l'eau.

913. **D.** Quand on a affaire à de la gomme arabique ou à des substances extracto-résineuses (aloès), que fait-on pour ramollir ces matières et leur donner une consistance convenable pour en faire des pilules?

R. On incorpore quelques gouttes d'alcool.

914. **D.** Dans quel cas n'emploie-t-on pas d'excipient pilulaire?

R. Quand les pilules sont faites avec des extraits qui ont la consistance voulue.

915. **D.** Qu'est-ce que le savon médicinal qui sert d'excipient aux pilules?

R. C'est un oléate, margarate, stéarate de soude.

916. **D.** Comment s'y prend-on pour faire entrer des poudres dans des pilules?

R. On les mêle d'abord entre elles, puis on les incorpore dans l'excipient.

917. **D.** Comment s'y prend-on pour faire des pilules avec des extraits ou du savon?

R. On délaye les extraits ou le savon dans

un excipient liquide, ou bien on les ra-
mollit à la chaleur avant d'en faire des
pilules.

918. D. Comment s'y prend-on pour faire entrer
une huile essentielle dans une pilule?

R. On l'incorpore à l'état d'oléo-saccharum
(voyez ce mot n° 854) : 1 goutte d'essence
pour 4 grammes de sucre, ce qui rend
l'huile miscible à l'eau.

919. D. Quels sont les extraits les plus employés
dans la composition des pilules?

R. L'extrait alcoolique de noix vomique,
l'extrait de ciguë, l'extrait oléo-résineux
de cubèbe, l'extrait de belladone, l'extrait de cachou, ceux de digitale, de datura stramonium, d'aconit, de gentiane,
de jalap, de jusquiame, de rhubarbe, de
valériane, de quinquina et l'extrait gommeux d'opium.

920. D. Quels sont les extraits qui sont le plus
souvent employés comme astringents et
à quelle dose les donne-t-on en pilules?

R. L'extrait de cachou et l'extrait de ratanhia, qui se donnent à la dose de 10 à
40 centigrammes par pilule.

921. D. Quels sont les extraits qui sont le plus

employés comme toniques, et à quelle dose les donne-t-on en pilules?

R. L'extrait de quinquina par décocté, de 10 à 40 centigrammes; celui de gentiane, de petite centaurée, de chicorée, de pissenlit, de fumeterre, de saponaire, de racine de patience, de fiel de bœuf, de 10 à 40 centigrammes. L'on prend 4 ou 5 de ces pilules toniques par jour.

922. D. Quels sont les extraits qui sont le plus employés comme excitants, et à quelle dose les donne-t-on?

R. L'extrait alcoolique de polygala de la Virginie, l'extrait oléo-résineux de cubèbe et l'extrait de genièvre, de 10 à 40 centigrammes.

923. D. Quels sont les extraits qui sont le plus employés comme excitants de l'axe cérébro-spinal, des muscles et des organes de la génération, et à quelle dose les donne-t-on en pilules?

R. L'extrait de noix vomique, à la dose de 5 milligrammes pour commencer jusqu'à la dose de 10 centigrammes.

924. D. Quels sont les extraits qui sont le plus employés comme antispasmodiques, et à quelle dose les donne-t-on en pilules?

R. L'extrait de valériane, qui est un très-bon excipient pour les pilules antispas-modiques : 10 à 40 centigrammes.

925. D. Quels sont les extraits qui sont le plus employés comme narcotiques, et à quelle dose les donne-t-on en pilules ?

R. L'extrait de thridace, à la dose de 10 centigrammes, et ceux d'opium, de laitue vireuse, de belladone, de jusquiame, de datura stramonium, de ciguë, de digitale, aqueux d'aconit, alcoolique de pavot, se donnent tous à la dose de 5 centigrammes.

926. D. Quels sont les extraits qui sont le plus employés comme sudorifiques, et à quelle dose les donne-t-on en pilules ?

R. L'extrait alcoolique de salseparcille, de de gaïac, de douce-amère, se donnent à la dose de 10 à 40 centigrammes.

927. D. Quels sont les extraits qui sont le plus employés comme diurétiques, et à quelle dose les donne-t-on en pilules ?

R. Extraits de racines et de pointes d'asperges, à la dose de 10 à 40 centigrammes.

928. D. Quels sont les extraits qui sont quelque-

fois employés comme vomitifs sous forme pilulaire, et à quelle dose?

R. L'extrait aqueux et l'extrait alcoolique d'ipécacuanha, à la dose de 40 centigrammes par pilules; à prendre 3 pilules.

929. D. Quels sont les extraits qui sont employés comme purgatifs sous forme pilulaire?

R. L'extrait aqueux de rhubarbe, celui de jalap et l'extrait alcoolique et aqueux d'ellébore, à la dose de 10 à 40 centigrammes.

930 D. Quels sont les extraits qui sont employés comme anthelminthiques sous forme pilulaire?

R. L'extrait alcoolique de racine de grenadier et l'extrait alcoolique de fougère mâle, de 10 à 40 centigrammes.

931. D. D'une manière générale, à quelle dose les extraits sont-ils prescrits quand ils sont inoffensifs?

R. A la dose de 10 à 40 centigrammes en pilules.

932. D. A quelle dose les extraits se donnent-ils en pilules quand ils sont dangereux?

R. 1° L'extrait alcoolique de pavot et celui de thridace se donnent à la dose de

10 centigrammes; 2o Tous les extraits narcotiques (no 552) se donnent à la dose de 5 centigrammes; 3° l'extrait alcoolique de noix vomique se donne à la dose de 5 milligrammes pour commencer jusqu'à celle de 10 centigrammes. A l'exception de ces quelques extraits très-actifs, tous les autres se donnent à la dose de 10 à 40 centigrammes.

933. D. Quelles sont les différentes poudres que l'on peut faire entrer dans les pilules?

R. Les poudres végétales, animales et minérales.

934. D. Quelles sont les poudres tempérantes que l'on peut prescrire comme bases pilulaires?

R. Les poudres d'acide tartrique et d'acide citrique.

935. D. Quelles sont les poudres astringentes que l'on emploie comme bases pilulaires, et à quelle dose?

R. Celles d'alun, de sulfate de fer, de tartrate de potasse et de fer, d'acétate de plomb, de tannin, de 5 à 10 centigrammes; celles de cachou, de noix de galle, de bistorte, de tormentille, de 20 à 40 centigrammes.

936. D. Quelles sont les poudres toniques que l'on emploie comme bases pilulaires, et à quelle dose?

R. Celles de limaille de fer, de fer réduit par l'hydrogène, de citrate de fer, de quinquina, de colombo, de gentiane, de petite centaurée, de 10 à 40 centigrammes ; de quinine, de cinchonine, ou leurs sulfates (comme toniques, de 5 à 10 centigrammes).

937. D. Quelles sont les poudres excitantes que l'on emploie comme bases pilulaires, et à quelle dose?

R. Celles de camomille, de sauge, de romarin, de lavande, d'anis, de polygala, de serpentaire, de cannelle blanche, de vanille, de muscade, de gérofle, de piment, de gingembre et de sel ammoniac, de baume Tolu, de baume du Pérou, d'arnica, de seigle ergoté, 10 à 40 centigrammes; de noix vomique, 5 centigrammes.

938. D. Quelles sont les poudres antispasmodiques que l'on emploie comme bases pilulaires, et à quelle dose?

R. Celles de genièvre, de sabine, de rue, de safran, d'assa fœtida, de gomme ammo-

niaque, de camphre, de valériane, de
musc, de castoréum, d'ambre gris,
d'oxyde de zinc, de sous-nitrate de bismuth, de 10 à 40 centigrammes.

939. D. Quelles sont les poudres narcotiques que
l'on emploie comme bases pilulaires, et
à quelle dose?

R. Celles de belladone, de datura, de jusquiame, de ciguë, de digitale, se donnent à la dose de 5 centigrammes.

940. D. Quelles sont les poudres diurétiques que
l'on emploie comme bases pilulaires, et
à quelle dose?

R. Celles de carbonate de soude, de bicarbonate de potasse, de nitrate de potasse,
40 centigrammes.

941. D. Quelles sont les poudres vomitives que
l'on emploie comme bases pilulaires, et
à quelle dose?

R. Celles de tartre émétique, 5 à 10 centi
grammes.

942. D. Quelles sont les poudres purgatives que
l'on emploie comme bases pilulaires et à
quelle dose?

R. Celles de protochlorure de mercure incorporées dans du miel, celles de rhubarbe, de scammonée, de jalap, d'aloès,

de gomme-gutte, de coloquinte, de 10 à
40 centigrammes.

943. D. Quelles sont les poudres anthelmintiques
et antisyphilitiques que l'on emploie
comme bases pilulaires et à quelle
dose?

R. Celles de semen-contra, de racine de
grenadier, de racine de fougère mâle,
sont données à la dose de 40 centigrammes comme anthelmintiques, et celles·
de proto-iodure de mercure à la dose de
1 centigramme comme antisyphilitiques.

944. D. Quelles sont les poudres antipériodiques
que l'on emploie comme bases pilulaires
et à quelle dose?

R. Celles de sulfate de quinine à la dose de
5 à 10 centigrammes par pilule.

945. D. Quelles sont les substances grasses que
l'on peut employer en pilules?

R. Le blanc de baleine et le beurre de cacao.

946. D. Qelles sont les essences ou huiles essentielles, ou huiles volatiles que l'on peut
employer en pilules comme excitantes?

R. L'essence de térébenthine et celles de
menthe, d'anis, de cannelle, de cubèbe

et de salsepareille, à la dose de quelques
gouttes incorporées à de la mie de pain
ou à du savon.

947. D. Quelles sont les huiles fixes qui peuvent
être employées en pilules comme purgatives?

R. Celles de croton tiglium, 1 à 2 gouttes;
celles d'épurge, 4 à 8 gouttes incorporées
au savon ou à la mie de pain.

948. D. Quelles sont les gommes-résines qui
sont employées en pilules et à quelle
dose?

R. Celles d'assa fœtida, de l'euphorbe, de la
gomme-gutte, de la scammonée, d'aloès,
d'ammoniaque, de 10 à 40 centigrammes.

949. D. Quelles sont les oléo-résines qui sont employées en pilules et à quelle dose?

R. Celles de fougère mâle et de copahu, de
0 à 10 gouttes.

950. D. Quelles sont les résines qui sont employées en pilules et à quelle dose?

R. Celles de gaïac, de jalap, de scammonée, de térébenthine, de copahu, 40 centigrammes.

951. D. Quelles sont les principales conserves

dont on se sert comme excipient pilulaire?

R. Les conserves de casse, de tamarin, de cynorrhodon, préparées avec la pulpe de ces fruits évaporée au bain marie jusqu'à consistance de miel épais. — Les conserves de cresson, de cochléaria, de roses de Provins préparées avec des plantes fraîches par épistation, et les conserves de roses rouges, d'angélique, préparées avec des poudres.

952. D. Quand une pilule est-elle bien préparée?

R. Quand le mélange des matières qui la composent est parfait, et qu'après avoir été battu, la pâte prend la consistance nécessaire pour être roulée en pilules entre les doigts sans être fendillée.

953. D. Pour que les pilules n'adhèrent pas entre elles, que fait-on?

R. On les roule et on les conserve dans de la poudre de lycopode, de réglisse, de guimauve ou d'amidon, qui les empêche de se réunir.

954. D. A quel moment doit-on administrer les pilules?

R. Il faut, selon certains médecins, les

prendre en mangeant, ce qui est plus favorable pour l'estomac qui peut mieux les supporter ; cependant certains auteurs veulent qu'on les prenne à jeun et à des intervalles assez éloignés des repas.

955. D. Quand prescrit-on la forme pilulaire ?

R. Quand on a affaire à des substances qui, sous un petit volume, sont très-énergiques, ou qu'elles ont un goût ou une odeur désagréables que l'on tient à masquer, ou bien quand les malades ne supportent pas bien les boissons aqueuses.

956. D. Que fait-on quand les personnes avalent difficilement les pilules?

R. Il faut alors les faire prendre dans un pruneau cuit, une cerise, dans la première cuillerée de potage, etc.

957. D. Comment la plupart des médecins prescrivent-ils les pilules et quelle règle suivent-ils pour les formuler ?

R. La plupart des médecins prescrivent pour une *masse pilulaire :* ils se demandent combien ils veulent de pilules et la quantité de substance active qu'ils veulent y faire entrer, puis ils choisissent un excipient convenable.

958. D. Prescrire des pilules par *masse pilulaire?*

R. Proto-iodure de mercure............... 1 gr.
Extrait de Gaïac...................... 4 gr.
Camphre............................. 1 gr.
Extrait thébaïque.................... 1 gr.
Pour 100 pilules.
A prendre 1, puis 2, puis 3, puis 4, puis 5 par jour.

959. D. Comment Soubeiran veut-il que l'on formule les pilules?

R. Il ne veut pas que l'on formule pour une masse pilulaire, il veut que l'on formule *pour une seule pilule*, ce qui simplifie beaucoup la question et rend l'art de formuler plus facile, puisqu'on n'a plus besoin de calculer.

960. D. Prescrire des pilules *pour une seule pilule*, selon la méthode de Soubeiran?

R. Proto-iodure de mercure............... 1 cg.
Extrait de gaïac...................... 4 cg.
Camphre............................. 1 cg.
Extrait thébaïque.................... 1 cg.
Pour 1 pilule. Faites 100 pilules semblables commencer par 1 pilule par jour, puis aller successivement jusqu'à 5 par jour.

961. D. Nous avons vu que la base ou le principe actif d'une pilule pouvaient être un ex-

trait, ou une poudre, ou une résine, ou
une oléo-résine, ou une gomme-résine,
ou une huile essentielle, ou une conserve,
ou une huile fixe. — Prescrire une pilule purgative ayant une huile fixe pour
base?

R. Huile de croton.................... 1 goutte.
Mie de pain....................... 5 cg.
Pour 1 pilule, faites 4 pilules semblables, en pren-
dre 1 à 2 le matin à jeun.

962. D. Prescrire une pilule excitante ayant une
huile essentielle pour base?

R. Huile essentielle d'anis........... 1 goutte.
Savon médicinal................. 10 cg.
Pour 1 pilule, faites 10 pilules semblables en pren-
dre 2 par jour, 1 avant chaque repas.

963. D. Prescrire des pilules narcotiques ayant
une poudre pour base?

R. Poudre de digitale.................... 5 cg.
Mucilage......................... 5 cg.
Pour 1 pilule, faites 20 pilules semblables, en
prendre 2 par jour.

964. D. Prescrire des pilules toniques ayant un
extrait pour base?

R. Extrait de quinquina................. 10 cg.
Pour 1 pilule, faites 10 pilules semblables que
vous roulerez dans de la poudre de réglisse. q. s.

7.

965. **D.** Prescrire des pilules antispasmodiques ayant une gomme-résine pour base?

R. Assa fœtida........................ 20 cg.
Pour 1 pilule, faites s. a., 20 pilules semblables que l'on roulera dans des feuilles d'or.

966. **D.** Prescrire des pilules purgatives ayant une substance extracto-résineuse pour base (*formulez par masse pilulaire*)?

R. Aloès et extrait de coloquinte, de chaque. 50 cg.
Excipient........................... q. s.
Mêlez et divisez en 20 pilules; à prendre 1 ou 2 en se couchant, ou bien dans la première cuillerée de potage.

967. **D.** Prescrire des pilules balsamiques excitantes ayant un oléo-résine pour base (*formulez par masse pilulaire*)?

R. Oléo-résine de copahu................ 10 gr.
Magnésie calcinée.................... q. s.
Mêlez et divisez en 50 pilules; à prendre 1 à 10 dans la journée.

968. **D.** Prescrire des pilules purgatives avec une résine pour base (*formulez par masse pilulaire*)?

R. Résine de jalap en poudre............. 80 cg.
Savon médicinal..................... q. s.
F. s. a. 4 pilules (n° 906); à prendre de 2 en 2 heures le matin à jeun.

969. **D.** Prescrire les mêmes pilules en se ser-

vant du miel comme excipient pilulaire
(n° 905), méthode Soubeiran ?

R. Résine de jalap en poudre............ 20 cg.
Miel .... q. s.
Pour 1 pilule, faites 4 pilules semblables.

970. D. Prescrire des pilules sédatives contro-
stimulantes ayant une poudre pour base
et une poudre pour adjuvant?

R. Sous-nitrate de bismuth et carbonate de
chaux, de chaque.................... 4 gr.
Mucilage de guimauve .... q. s.
F. s. a. 40 pilules à prendre, 4 par jour.

971. D. Comment prescrit-on les pilules officinales?

R. 12 pilules mercurielles de 5 centigrammes chacune, ou 100 pilules purgatives
d'Anderson, 40 pilules balsamiques de
Morton, 20 pilules antispasmodiques de
Méglin, et l'on indique la quantité à
prendre par jour, n°s 1, 2, 3, 4, oto.

972. D. **Qu'est-ce qu'une pommade** (lipa-
rolés)?

R. C'est un médicament externe de consistance molle, composé de substances actives médicamenteuses et de graisse, et
qui se prescrit généralement à la dose de
de 30 grammes.

973. D. Quelles sont les substances grasses qui
peuvent servir d'excipient aux pommades ?

R. L'axonge simple, le cérat simple de Ga-
lien et le beurre.

974. D. De combien de manières prépare-t-on les
pommades ?

R. 1° Par mélange ou incorporation ; 2° par
solution ; 3° par combinaison.

975. D. Quelles sont les pommades que l'on prépare par mélange ou incorporation ?

R. Les pommades soufrées et celles au protochlorure de mercure, à l'iodure de potassium, au deutoxyde de mercure, à
l'iodure de plomb, au deutochlorure de
mercure, celles dans lesquelles il entre
des poudres végétales, des extraits
aqueux, en un mot presque, toutes les
pommades magistrales.

976. D. Que fait-on quand on veut faire entrer
dans une pommade des substances solubles dans l'eau ?

R. Il faut commencer par les dissoudre dans
un peu d'eau et les mélanger exactement
avec l'axonge dans un mortier, exemples :

977. D. Prescrire une pommade fondante au carbonate de soude?

R. Carbonate de soude...................... 4 gr.
Eau....................................... 4 gr.
Axonge.................................... 8 gr.
Faite dissoudre préalablement le sel dans l'eau et
mélangez et incorporez à l'axonge liquéfié.

978. D. Prescrire une pommade avec un extrait aqueux?

R. Extrait de belladone.................. 20 cg.
Axonge .... 32 gr.
Faites dissoudre l'extrait dans un peau d'eau,
8 grammes, et incorporez à l'axonge dans un
mortier.

979. D. Quelle est la proportion de principes actifs qui doit entrer dans une pommade?

R. 4 grammes pour 32 grammes d'axonge;
cependant quand la substance est irritante, tels que le proto-iodure et le deuto-iodure de mercure; l'émétique, l'iodure de potassium, le deutoxyde de mercure, l'iodure de plomb depuis 20 centigrammes à 1 gramme pour 32 grammes.

980. D. A quelle dose se donnent les extraits dans les pommades?

R. A la dose de 4 grammes pour 32 grammes d'axonge, excepté les extraits de belladone, de jusquiame, de datura, 50 centigrammes pour 32 grammes d'axonge ainsi que les autres extraits narcotiques.

981. D. Comment emploie-t-on les pommades?

R. Soit en les étendant sur du linge, de la charpie, des cataplasmes, soit en friction avec la main.

982. D. Prescrire une pommade à l'iodure de plomb?

R. Iodure de plomb...................... 4 gr.
Axonge............................... 32 gr.
Mêlez exactement et faites des frictions matin et soir sur la partie malade.

983. D. Prescrire une pommade à l'iodure de potassium?

R. Iodure de potassium.................. 1 gr.
Axonge............................... 8 gr.
Faites dissoudre dans 8 gr. d'eau, mêlez exactement et frictionnez.

984. D. Quelles sont les pommades officinales et comment les prépare-t-on?

R. La pommade ammoniacale de Gondret, la pommade de Lyon, celles de Régent et la pommade oxygénée nitrique (par combinaison), la pommade de concombre (par digestion), l'onguent napolitain

à parties égales de mercure et d'axonge
(par incorporation), l'onguent gris au 8ᵉ
(par incorporation), la pommade épispastique (par décoction), la pommade
rosat et celle de garou (par digestion).

985. D. Comment prescrit-on les pommades officinales ?

R. Pommade ammoniacale de Gondret, 30
grammes ; se frictionner, matin et soir
avec gros comme un pois, les paupières.

986. D. **Qu'est-ce qu'une potion ?**

R. C'est un médicament magistral liquide,
ordinairement du poids de 150 grammes
(10 cuillerées à bouche), composé de trois
ordres de substances : 1° *l'excipient* à la
dose de 120 grammes, qui est de l'eau,
soit simple, soit distillée, décoctée ou
infusée avec un principe médicamenteux ;
2° un *correctif* ordinairement sucré (sucre, sirop simple ou composé, oximellite
ou mellite), à la dose de 30 grammes ;
3° *une base* en quantité voulue de substance active ; 4° quelquefois un *intermède;*
et 5° assez souvent un *adjuvant.*

987. D. Quand une potion est-elle claire, quand
est-elle trouble ?

R. Si la base est dissoute dans la potion,

elle est transparente, si elle est suspendue au moyen d'un intermède, jaune d'œuf, elle est troublée.

988. D. Quelles sont les diverses espèces de potions?

R. 1° La potion proprement dite; 2° le looch; 3° le julep; 4° la mixture.

989. D. Qu'est-ce qu'un julep, un looch, une mixture ?

R. (Voyez julep n° 744; looch, n° 798; mixture, n° 83.)

990. D. Qu'est-ce que la potion gommeuse simple ?

R. C'est celle dans laquelle il n'entre que de l'eau, de la gomme et du sucre.

991. D. Prescrire la potion gommeuse simple ?

R. Gomme arabique...................... 10 gr.
Eau commune ou aromatique.......... 120 gr.
Sirop de fleurs d'oranger............. 30 gr.
F. s. a.

992. D. Dans quelles circonstances emploie-t-on la potion gommeuse simple ?

R. Elle peut servir à la fois d'excipient, d'intermède et d'adjuvant à toutes les autres potions, qu'elles contiennent des poudres, des oléo-résines, des extraits, des huiles essentielles ou des teintures.

993. D. Prescrire une potion expectorante avec
des poudres ?

R. Kermès minéral...................... 25 cg.
Potion gommeuse.................... N° 1.

994 D. Prescrire une potion antisyphilitique
avec un oléo-résine ?

R. Copahu............................. 10 gr.
Potion gommeuse.................... N° 1.

995. D. Prescrire une potion antispasmodique
avec une teinture ?

R. Teinture de castoréum................. 8 gr.
Potion gommeuse..................... N° 1.

996. D. Comment prépare-t-on les potions transparentes ?

R. On met la base, le correctif et l'excipient
dans un flacon et l'on se contente d'agiter, en ayant soin, toutefois, si la base
est volatile (éther), de la mettre en dernier lieu et si c'est un alcaloïde (sulfate
de quinine) de mettre une goutte de l'a-
cide qui entre dans sa composition pour
dissoudre le sel et l'on agite la fiole.

997. D. Prescrire une potion antispasmodique
éthérée ?

R. Eau distillée de tilleul................ 120 gr.
Sirop de fleurs d'oranger.............. 30 gr.
Ether sulfurique...................... 2 gr.
F. s. a. ; à prendre de demie en demie heure.

998. D. Prescrire une potion antipériodique ?

R. Sulfate de quinine................ 50 cg.
Acide sulfurique.................. 1 goutte.
Eau............................ 120 gr.
Sirop d'orange................... 60 gr.
A prendre en 3 doses, la première immédiatement après l'accès, la deuxième, 8 heures après et la troisième 1 heure avant l'accès à venir.

999. D. Quelles sont les substances qui n'ont pas besoin d'intermèdes dans une potion ?

R. Les poudres végétales, les électuaires, les conserves, les teintures qui ne contiennent pas de matières résineuses, les extraits aqueux, les sels solubles se suspendent dans une potion sans intermède, par simple trituration préalable de la base avec le sirop de la potion ; ce mélange se fait dans un mortier et l'on ajoute l'eau en dernier lieu.

1000. D. Prescrire une potion vomitive par simple trituration ?

R. Poudre d'ipéca............... 1 gr. 50 cg.
Sirop de fleurs d'oranger...... 30 gr.
Triturez dans un mortier et ajoutez
Eau .... 120 gr.
A prendre en 3 fois de 10 en 10 minutes.

1001. D. Quelles sont les substances qui peuvent servir d'intermèdes dans une potion ?

R. Le jaune d'œuf, le mucilage de gomme, 4 grammes pour 120 grammes de véhicule ; le mucilage de gomme adragante, 80 centigrammes pour 120 grammes de véhicule ; le blanc d'œuf, la décoction de lin et celle de racine de guimauve.

1002. D. Quelles sont les substances qui ne peuvent pas se suspendre dans une potion sans intermède, et quel doit être leur intermède ?

R. Ce sont toutes les substances insolubles. D'une manière générale, les teintures qui contiennent des matières résineuses ; — les matières molles, grasses, huileuses et oléo-résineuses, les résines sèches, toutes ces substances ont besoin du jaune d'œuf ou du mucilage de gomme comme intermède ; — le kermès minéral et les poudres pesantes seront suspendues au moyen d'un mucilage de gomme et les huiles essentielles au moyen d'un éléo-saccharum, à moins qu'il ne faille en suspendre une grande quantité, car alors ce serait le mucilage ou le jaune d'œuf qui servirait d'intermède.

1003. D. Prescrire une potion purgative résineuse?

R. Résine de jalap................... 50 cg.
Jaune d'œuf..................... N° 1.
Triturez dans un mortier et ajoutez.
Sirop d'orgeat.................... 30 gr.
Eau distillée de tilleul............ 120 gr.

1004. D. Prescrire une potion pectorale avec une
huile fixe ?

R. Huile d'amandes douces............ 20 gr.
Mucilage de gomme............... q. s.
Triturez et ajoutez, sirop de fleurs d'o-
ranger........................ 30 gr.
Infusion de capillaire............ 120 gr.

1005. D. Prescrire une potion sédative antispasmodique avec une poudre minérale?

R. Gomme......................... 1 gr.
Kermès minéral.................. 10 gr.
Triturez avec sirop de tolu......... 30 gr.
Ajoutez infusion d'hysope.......... 125 gr.

1006. D. Prescrire une potion excitante avec une
huile essentielle ?

R. Huile essentielle d'anis......... 4 gouttes.
Sucre......................... 8 gr.
Sirop simple.................. 30 gr.
Infusé de sauge............... 120 gr.
Faites un éléo-saccharum avec l'huile et le sucre
et incorporez-le ensuite dans l'excipient li-

quide. S'il y avait beaucoup d'huile essentielle, l'on se servirait du mélange ou du
jaune d'œufs comme intermède. (Nᵒ 1002).

1007. D. Prescrire une potion calmante avec
l'extrait aqueux d'opium?

R. Extrait aqueux d'opium.............   10 cg.
   Sirop de fleurs d'oranger...........   30 gr.
   Eau distillée de tilleul.............   120 gr.
   A prendre par cuillerées de 2 en 2 heures.

1008. D. Prescrire une potion antispasmodique
avec le camphre?

R. Camphre en poudre...............   20 cg.
   Triturez avec alcool................   4 gr.
   Mucilage de gomme................   q. s.
   Eau.............................   120 gr.
   Avec les essences solides comme le camphre l'on
   ajoute de l'alcool pour ramollir.

1009. D. **Qu'appelle-t-on poudres médicinales?**

R. Ce sont toutes les substances médicamenteuses, soit minérales, soit végétales, soit animales qu'on est parvenu à
pulvériser, et que l'on prend comme
médicaments, soit séparément (poudres
simples), soit réunies ensemble (poudres composées).

1010. D. Avec quoi peut-on faire les poudres?

R. Avec des substances minérales (kermès, fer, antimoine, bismuth), avec des substances végétales (quinquina, rhubarbe), avec des extraits alcooliques (de jalap, de noix vomique), des extraits aqueux (de ciguë, de belladone), avec les huiles essentielles (d'anis, do laurier-cerise).

1011. D. Comment fait-on des poudres avec des extraits ?

R. L'on commence par les dessécher, puis on les pulvérise.

1012. D. Comment fait-on dès poudres avec des huiles essentielles ?

R. On les convertit à l'état d'oléo-saccharum et puis on les pulvérise.

1013. D. Comment fait-on le mélange des poudres composées ?

R. Par la trituration dans un mortier, de chaque poudre séparément, puis ensuite on les triture toutes ensemble pour bien les mélanger.

1014. D. Qu'appelle-t-on pulvérisation par intermède ?

R. C'est quand un corps ne pouvant être pulvérisé seul il lui faut un intermède ; le sucre sert d'intermède à la vanille et au feuillet d'or pour les réduire en

poudre; l'alcool sert d'intermède au
camphre et l'eau au phosphore.

1015. D. Quelles sont les substances que l'on
ne peut employer en poudre?

R. Les huiles fixes, parce qu'elles se ran-
ciraient; — les substances hygrométri-
ques, parce que la poudre se granule-
rait, — les caustiques, le nitrate d'argent, le sublimé ne se donnent pas en
poudre, parce qu'ils seraient trop dangereux sans excipients.

1016. D. Comment se sert-on des poudres?
R. On les emploie soit à l'intérieur, soit à
l'extérieur.

1017. D. Comment se sert-on des poudres à l'extérieur?
R. Les poudres s'appliquent à l'aide de plu-
masseaux, ou par insufflation, ou sous
forme pâteuse.

1018. D. Comment prend-on les poudres à l'intérieur?
R. Dans du pain azyme (cubèbe), dans un
pruneau, des confitures, du miel, du
sirop (semen-contra pour les enfants),
dans du café (quinquina), dans un infusé aromatique de tilleul (cubèbe),
dans une eau distillée (cubèbe), dans la

première cuillerée de potage (rhubarbe), enfin on peut les prendre dans du
vin, du lait, de l'eau sucrée, une potion,
un électuaire, une conserve, une mixture, un apozème.

1019. D. A quelle dose ordonne-t-on les poudres ?

R. Les substances très-actives se donnent
à la dose de 1 à 10 centigrammes (alcalis végétaux et substances narcotiques),
les substances moins actives à la dose
de 10 centigrammes à 1 gramme et
plus.

1020. D. Prescrire une poudre composée ?

R. Poudre de rhubarbe............... ⎫
Poudre de quinquina............... ⎬ $\overline{a\,a}$ 1 gr.
Mêlez et divisez en 4 paquets ; en prendre 1 avant
chaque repas, dans la première cuillerée de
potage.

1021. D. Quelles sont les poudres officinales ?

R. La poudre Dower (sédative hypnoti-
que), la poudre hémostatique, la poudre arsénicale (escharotique).

1022. D. Prescrire la poudre Dower comme sédative ?

R. Poudre Dower, 20 centigrammes pour
1 paquet. Faites 10 paquets semblables ;

en prendre un matin et soir dans un peu d'eau sucrée.

1023. D. Quelles sont les poudres que l'on emploie à l'extérieur et quel est leur usage ?

R. La poudre d'amidon sert à saupoudrer les eczémas, celle de lycopode l'intertrigo des enfants qui pissent au lit, celle de camphre pour les vésicatoires, celle d'alun et de chlorate de potasse pour les plaies, celle de sulfate de zinc et de borate de soude en collyre sec et en insufflation, celle de borax en collutoire.

1024. D. **Qu'appelle-t-on pulpes ?**

R. Ce sont des substances molles formées du parenchyme des végétaux ou obtenues par le mélange des poudres avec suffisante quantité d'eau (pulpe de casse ou de tamarin), 16 grammes divisés en 4 doses que l'on prendra dans du pain azyme comme purgatif.

1025. D. **Qu'est-ce qu'une résine pharmaceutique ?**

R. C'est un véritable extrait alcoolique, que l'on obtient comme celui-ci, en épuisant les substances sèches et divisées par 3 digestions successives avec de l'alcool à 32°, en distillant ensuite au bain-marie jusqu'à siccité. Le résidu est mêlé à son volume d'eau distillée, il se forme un dépôt de résine que l'on lave avec de l'eau chaude pour le priver des matières solubles qu'il contient et que l'on fait sécher à l'étuve sur des assiettes jusqu'à siccité.

1026. D. Quelles sont les résines pharmaceutiques que l'on prépare ainsi ?

R. Les résines de pyrèthre, de jalap, de quinquina, de scammonée.

1027. D. Comment purifie-t-on les gommes-résines, gomme-ammoniaque assa fœtida?

R. On les met digérer au bain-marie avec de l'alcool, on fait ainsi deux digestions, on passe avec expression et l'on évapore.

1028. D. **Qu'appelle-t-on robs ?**

R. Ce sont des médicaments qui proviennent de l'évaporation des sucs des fruits et qui ont une consistance de mélasse ou de miel (sirop de cuisinier).

1029. D. **Qu'appelle-t-on sachets?**

R. Ce sont des poches de toile ou de soie que l'on remplit de matières pulvérulentes végétales ou pulvérulentes minérales, ayant dans ce dernier cas une action chimique les unes sur les autres, que l'on emploie dans le cas d'engorgements indolents, de tumeur blanche, de goître, des maladies des organes génitaux chéz les femmes.

1030. D. Prescrire un sachet résolutif en cas de goître ?

R. Éponge calcinée.   200 gr.
Iodure de potassium. . . . .   50 gr.
Sciure de bois. . . . .   250 gr.
Mêlez, — on introduira 20 grammes de cette poudre dans une poche de toile que l'on appliquera sur le cou du goîtreux.

1031. D. **Qu'est-ce que le savon médicinal, savon amygdalin** (oléate de soude) ?

R. C'est un savon composé de 10 parties 1/2 d'huile d'amandes douces et de 5 parties de soude caustique liquide que l'on mélange et que l'on coule dans des moules, l'on en fait des pilules diurétiques. L'on s'en sert aussi comme excipient pilulaire en y incorporant des poudres, des extraits et des sels.

1032. D. **Qu'est-ce qu'un sirop ?** (saccharolé liquide).

R. C'est une dissolution de 2 parties de sucre en poids dans une partie d'eau ou un liquide médicamenteux; si c'est dans l'eau simple, sirop simple; si c'est dans un liquide médicamenteux, sirop composé.

1033. D. Prescrire un sirop simple ?

R. Sucre........................... 200 gr.
Eau............................ 100 gr.
Faites par simple solution et filtrez.

1034. D. Comment fait-on le sirop simple clarifié ?

R. L'on délaye des blancs d'œuf dans de l'eau et l'on verse ce soluté albumineux sur du sirop en ébulition, il emprisonne les impuretés que l'on écume.

1035. D. Comment s'y prend-on quand on veut décolorer un sirop ?

R. On met du charbon animal sur le filtre qui retient les matières colorantes.

1036. D. Quel est l'inconvénient de faire chauffer les sirops et de les clarifier.

R. C'est qu'on ne sait pas si la proportion d'eau est la même, il y en a de perdu tant par l'évaporation que par l'albumine qui sert à clarifier, or s'il n'y a pas assez de sucre de concentration le sirop fermente et devient acide, il ne se conserve pas ; s'il y a trop de sucre il dépose des cristaux.

1037. D. Quel degré le bon sirop doit-il marquer à l'aréomètre de Beaumé et à quel degré doit-il bouillir pour être cuit ?

R. Il doit marquer bouillant 30° à l'aréomètre de Beaumé et doit bouillir à 105°. 100 grammes de sirop représentent 66 grammes de sucre.

1038. D. Comment divise-t-on les sirop médicamenteux ?

R. En sirops aqueux, sirops vineux et sirops acides.

1039. D. Quelle doit être toujours la proportion de sucre dans les sirops médicamenteux ?

R. Des 2/3, c'est-à-dire 20 grammes de sucre pour 10 grammes d'eau distillée de fleurs d'oranger ou d'infusé de capillaire, de macéré de quinquina ou de digéré de salsepareille, d'ipécacuanha, de décocté de gaïac, de lichen, de mousse de Corse ou de soluté de sulfate de quinine, d'acétate de morphine, d'éther sulfurique, de soluté de potassium, de soluté d'extrait d'opium.

8.

1040. D. Quelle est la dose de sirop que l'on doit faire prendre en un jour ?

R. 30 grammes pour les sirops énergiques; c'est l'unité de mesure par jour.

1041. D. Comment fait-on les sirops vineux ?

R. On fait dissoudre, soit à froid, soit à une douce température, 20 parties de sucre dans 10 parties de vin simple ou médicamenteux (sirop de quinquina au vin).

1042. D. Comment administre-t-on les sirops ?

R. Ils se donnent à l'intérieur à la dose de 30 grammes, soit en nature, soit dans une potion, un julep, un looch, ou bien à la dose de 60 grammes dans une tisane.

1043. D. Prescrire le sirop d'infusé de digitale.

R. Feuilles de digitale.................. 20 cg.
Eau............................... 10 gr.
Faites par infusion et ajoutez sucre... 20 gr.

1044. D. Prescrire le sirop de morphine.

R. Sel de morphine................... 2 cg.
Eau.............................. 10 gr.
Faites dissoudre et ajoutez sucre...... 20 gr.

1045. D. **Qu'est-ce qu'un soluté minéral ?** (Voyez hydrolé, n° 723.)

1046. D. Qu'est-ce qu'une sonde?

R. C'est une bougie élastique, creuse, munie d'un mandrin qui sert à l'introduire dans le canal de l'urèthre, et que l'on retire après pour permettre l'écoulement de l'urine et vider la vessie.

1047. D. Qu'est-ce que le sparadrap?

R. C'est un emplâtre agglutinatif étendu sur de la toile ou du papier et destiné à rapprocher les bords d'une plaie (le taffetas d'Angleterre, le diachylon).

1048. D. Qu'est-ce qu'un suc?

R. C'est un médicament magistral liquide, obtenu par l'expression des végétaux entiers ou de quelques-unes de leurs parties.

1049. D. Comment Soubeiran divise-t-il les sucs?

R. 1° En sucs huileux, qui s'obtiennent par expression (huiles fixes), ou par distillation (huiles essentielles); 2° sucs résineux (résines, oléo-résines, térébenthines); 3° baumes, sucs volatils (essences); 4° sucs laiteux par évaporation (gomme-résine, ammoniaque), par dessiccation (caoutchouc); 5° sucs aqueux proprement dits (sucs d'herbes).

1050. D. Comment divise-t-on les sucs aqueux
proprement dits ?

R. En sucs d'herbes, sucs sucrés, sucs
acides.

1051. D. Comment prépare-t-on les sucs d'herbes
et comment les prescrit-on ?

R. On exprime l'eau de végétation des
plantes fraîches, soit par épistation
dans un mortier si ce sont des feuilles,
des fleurs et des racines tendres, et par
râpage si ce sont des racines dures, et
on clarifie ensuite au papier joseph.
Ils se prescrivent en indiquant le nom
de la plante, la quantité de suc, ainsi
que le mode de clarification. Exemple :
suc de cresson clarifié à froid, 120
grammes, à prendre en une fois.

1052. D. Quels sont les sucs aqueux les plus fré-
quemment usités?

R. Ceux de fumeterre, de pissenlit, de chi·
corée (dépuratifs), de chaque 1 poignée ;
ceux de cochléaria, de trèfle d'eau, de
cresson (antiscorbutiques), de chaque
1 poignée.

1053. D. Qu'est-ce qu'un suc acide ?

R. C'est celui qui provient des fruits acides, tels que tamarins, raisins, gro-

seilles, cerises, citrons, oranges. On les
clarifie au papier joseph et on les conserve dans des bouteilles fermées, que
l'on place dans une cuve pleine d'eau,
que l'on fait bouillir ; on les retire après
quelques minutes et on goudronne ensuite les bouteilles (procédé d'Appert).

1034. D. Qu'est-ce qu'un suc sucré ?

R. C'est celui qui est fait avec la bette-
rave ou le jus de canne.

1035. D. Qu'est-ce qu'un suc huileux ?

R. C'est celui qui s'obtient par expression
(huiles fixes), ou bien par distillation
(huiles essentielles).

1036. D. **Qu'est-ce qu'un suppositoire ?**

R. C'est un médicament solide, conique,
de la grosseur du doigt, de la longueur
de 4 centimètres, destiné à être introduit dans le rectum et à y séjourner
pendant un certain temps.

1037. D. Quelles sont les substances avec lesquelles on peut faire des suppositoires ?

R. Avec le savon, la cire, le blanc de baleine, le suif, le beurre de cacao, que l'on
taille avec un couteau ou que l'on fond
dans un cornet de papier pour obtenir
la forme voulue. On peut ajouter à l'ex-

cipient des poudres astringentes, purgatives, stupéfiantes.

1058. D. Prescrire un suppositoire purgatif.

R. Coloquinte en poudre................ 4 gr.
Miel durci......................... 40 gr.
En faire un cône que l'on introduira dans le
rectum, le laisser jusqu'à la première évacua-
tion.

1059. D. **Qu'est-ce qu'un sinapisme?**

R. C'est un cataplasme formé de moutarde
préparé à froid pour ne pas détruire le
principe actif. On aiguise quelquefois
le sinapisme avec de l'ail, du poivre et
de la teinture de cantharides, mais ja-
mais avec du vinaigre, parce qu'il empêche l'huile volatile et le principe âcre
de se développer. La durée du sinapisme
est de 10 à 20 minutes.

1060. D. **Qu'appelle-t-on tablettes?**

R. Ce sont des grains aplatis de 20 centigrammes à 1 gramme, et qui se préparent de la même manière. (Voyez grains,
n° 638).

1061. D. **Qu'est-ce que le taffetas d'Angleterre?**

R. C'est un sparadrap préparé avec de la

colle de poisson et une teinture de baume du Pérou (n° 1047).

1062. D. Quest-ce qu'une tisane ?

R. C'est un soluté aqueux très-peu chargé de principes médicamenteux et servant de boisson ordinaire aux malades.

1063. D. Quelle est la quantité de substance médicamenteuse qui entre dans une tisane.

R. 8 à 32 grammes de substances actives pour 1000 grammes d'eau.

1064. D. Avec quoi édulcore-t-on les tisanes ?

R. Avec 60 grammes de sucre ou 100 grammes de miel, de cassonnade, de mélasse.

1065. D. Comment prépare-t-on les tisanes ?

R. Soit par solution, infusion, décoction, ou par ces trois modes réunis.

1066. D. Quelles sont les substances que l'on prépare par solution ?

R. Ce sont celles qui sont complétement solubles dans l'eau; les gommes, le miel, le sucre, les sels solubles, les extraits aqueux et les substances mucoso-sucrées.

1067. D. Comment fait-on la solution de ces substances à froid ?

R. Soit en agitant le corps et le véhicule

dans le vase qui renferme la tisane, ou bien, si ce sont des sels, des extraits, en les triturant dans un mortier et en ajoutant peu à peu le véhicule.

1068. D. Dans quel cas fait-on des solutions à chaud ?

R. Quand la substance est peu soluble dans l'eau froide.

1069. D. Comment prépare-t-on une tisane par infusion?

R. En jetant de l'eau bouillante sur la substance et en la laissant à son contact de 5 à 10 minutes.

1070. D. Qu'elles sont les substances que l'on prépare par infusion ?

R. Les corps d'une texture tendre (feuilles, fleurs, sommités fleuries), ou qui contiennent des principes aromatiques (laurinées, corymbifères, labiées, ombellifères), ou bien des produits inégalement solubles qu'on veut isoler (fécule et extractifs).

1071. D. Quelles sont les plantes qui contiennent ces deux principes réunis?

R. Les racines de colombo, de patience, de rhubarbe, de salsepareille, de valériane, de fougère mâle, d'arrête-bœuf,

contiennent ces deux produits réunis,
extractif et fécule.

1072. D. Comment les sépare-t-on?

R. Pour obtenir l'extractif en dissolution,
on soumet ces plantes à une infusion et
l'extractif se dissout dans le véhicule ;
— pour obtenir la fécule en dissolution,
on soumet ces plantes à une décoction
prolongée, et la fécule se dissout à son
tour.

1073. D. Quelles sont les plantes que l'on soumet
à une infusion prolongée ?

R. Les racines, les écorces, et les bois
contenant des principes aromatiques,
ainsi que les plantes fraîches à cause
de leur eau de végétation.

1074. D. Quelles sont les substances que l'on
prépare par décoction.

R. Ce sont les bois, les écorces, les racines
ne contenant pas de principes aromatiques, les substances à matières amy-
lacées (pommes de terre, céréales, salep, tapioka, les substances résineuses
(gaïac) et les substances alcaloïdiques
(morphine quinine).

1075. D. Combien doit-on prolonger la décoction
de ces substances?

R. Une demi-heure environ.

1076. D. L'infusion, d'une manière générale, est-elle préférable à la décoction?

R. Oui, l'infusion est un meilleur mode d'extraction dans la plupart des cas, parce qu'elle donne autant de produits actifs que la décoction, et de plus, elle n'altère pas les principes des plantes comme ils le sont par l'ébullition prolongée ; cependant, les organes contenant une matière mucoso-sucrée, figues, raisins secs, jujubes, dattes, et les matières féculentes ou peu solubles, doivent être nécessairement soumises à l'ébullition prolongée, ainsi que les racines, écorces, bois, comme nous l'avons vu n° 1074.

1077. D. La macération est-elle quelquefois employée en tisane?

R. Très-rarement ; cependant on laisse quelquefois tremper les substances à froid pendant 24 à 48 heures (Houblon, quassia amara, quinquina).

1078. D. Comment clarifie-t-on les tisanes?

R. En versant la tisane sur une étamine ou tout autre linge qui retient les matières en suspension, ou bien en laissant reposer et décantant ensuite.

1079. D. Avec quoi aromatise-t-on les tisanes?

R. Avec une teinture, un alcoolat, à la dose de 4 à 8 grammes, ou avec un éléosaccharum d'anis, de citron, d'orange.

1080. D. Comment prescrit-on une tisane ?

R. Pour un litre d'eau, l'on met 8 à 32 grammes d'écorce de bois, de racine, ou deux pincées de fleurs, de feuilles, ou 6 à 12 fruits assez gros (jujubes, dattes, figues).

1081. D. Prescrire une tisane par solution?

R. Gomme arabique.............. . .   32 gr.
Eau........................... 1000 gr.
Sucre........................   60 gr.
Faites par solution à froid.

1082. D. Prescrire une tisane par infusion?

R. Fleurs de bourrache............ 2 pincées.
Sirop simple.................. 100 gr.
Eau........................... 1000 gr.
Faites par infusion, 5 minutes.

1083. D. Prescrire une tisane avec une écorce aromatique?

R. Écorce de cannelle concassée.........   8 gr.
Eau.......................... 500 gr.
Sirop simple..................   60 gr.
Faites par infusion prolongée.

1084. D. Prescrire une tisane par décoction?

> **R.** Écorce de chêne concassée............ 80 gr.
> Eau............................ 1000 gr.
> Faites bouillir pendant une demi-
> heure, passez et édulcorez avec
> sirop............................ 100 gr.

1085. D. Comment prescrit-on quand on doit
procéder par infusion et par décoction? — Exemple :

> **R.** Gaïac rapé........................ 30 gr.
> Eau............................ 1000 gr.
> Sassafras coupé.................... 8 gr.
> Sirop de salsepareille.............. 60 gr.
> Faites bouillir pendant 1/4 d'heure le gaïac
> rapé, versez le liquide bouillant sur sassafras
> coupé, passez après 10 minutes d'infusion et
> ajoutez le sirop de salsepareille, — à prendre
> par tasses à 1 ou 2 heures d'intervalle.

1086. D. Ne peut-on pas prescrire cette tisane
d'une autre manière?

> **R.** Oui (exemple) :
> Gaïac rapé........................ 30 gr.
> Eau............................ 1000 gr.
> Faites bouillir pendant 1/4 d'heure, versez le
> liquide bouillant sur sassafras coupé, 8 gr.,
> passez après 10 minutes d'infusion et ajoutez
> sirop de salsepareille 60 gr.; à prendre par
> tasses à 1 ou 2 heures d'intervalle,

**1087. D. Qu'est-ce qu'une teinture al-
coolique?**

R. Voyez alcoolé, n° 340 et suivants.

088. D. **Qn'est-ce qu'une teinture éthérée ?**

R. Voyez éthérolé, n° 496 et suivants.

1089. D. **Quest-ce que la térébenthine
on oléo-résine ?**

R. C'est un suc oléo-résineux, transparent
ou opaque, de consistance de miel,
d'une odeur et d'une saveur désagréables; soluble dans l'huile, l'alcool ; in-
soluble dans l'eau, composé de résine et
d'huile essentielle.

1090. D. Quelles sont les substances que l'on retire de la térébenthine!

R. La colophane, résidu de la distillation
de la térébenthine ; — l'essence de térébenthine, produit de la distillation de
la térébenthine ; — le galipot, térébenthine desséchée sur l'arbre ; — la poix
de Bourgogno, galipot plus ferme, plus
coloré, fondu et filtré à travers une
couche de paille, se ramollissant facilement dans l'eau tiède ; — la poix-ré-
sine solide en masses opaques, friables,
c'est le galipot fondu et malaxé dans
l'eau ; — la poix noire, qui s'obtient en
évaporant le produit de la combustion

des éclats de bois qui ont fourni la térébenthine; — le goudron, liquide brun noir, qui s'obtient par la combustion des pins et des sapins : — toutes ces substances sont composées d'huile essentielle et de résine.

1091. D. Quelles sont les principales térébenthines et oléo-résines ?

R. Celles de Strasbourg, de Venise et de Bordeaux. Celles de Strasbourg s'obtiennent par l'incision des sapins ; celles de Bordeaux par l'incision des pins et celle de Venise par l'incision du mélèze ; enfin le baume ou oléo-résine de copahu s'obtient par l'incision faite au *Copaifera officinalis*.

1092. D. **Qu'est-ce qu'un trochisque ?**

R. C'est une préparation officinale solide, de forme de grain d'avoine et qui a pour base le sublimé seul ou associé au minium ; ils servent à ouvrir les bubons vénériens et les tumeurs scrofuleuses, parce qu'ils sont composés de substances escharotiques; on les introduit aussi dans les trajets fistuleux pour les cautériser.

1093. D. En combien d'espèces les divise-t-on?

R. En trochisques escharotiques, ceux dont nous venons de parler, et trochisques odorants ou clous fumants.

1094. D. **Qu'est-ce qu'un vésicatoire ?**

R. C'est un écusson préparé avec l'emplâtre aux cantharides et recouvert de poudre de cantharide.

1095. D. Comment corrige-t-on l'action dangereuse de la poudre de cantharide sur la vessie ?

R. En saupoudrant les vésicatoires avec de la poudre de camphre ou en les arrosant avec de l'éther camphré.

1096. D. **Qu'appelle-t-on vins médicinaux** (œnolés) ?

R. Ce sont les vins chargés de principes médicamenteux ?

1097. D. Comment prépare-t-on les vins médicinaux ?

R. Par solution, macération, mixtion ou extemporanément, et enfin par fermentation.

1098. D. Quels sont les vins que l'on prépare par solution ?

R. Les œnolés d'extrait de salsepareille, de sulfate de quinine et autres sels ou alcalis végétaux, enfin ceux d'émétique.

1099. D. Comment prépare-t-on les vins par macération ?

R. L'on commence par dessécher les corps, excepté les crucifères, parce que, par le dessèchement, ils perdraient leurs principes actifs; on les divise par section, concassation, râpage; on les réduit en poudre grossière et on les laisse macérer dans un matras avec 30 grammes d'alcool pendant 24 heures; on ajoute ensuite le vin et on laisse macérer pendant 4 à 15 jours, selon la texture du corps; l'on passe à l'étamine et l'on filtre.

1100. D. Quels sont les vins que l'on prépare par macération ?

R. Les vins de gentiane, de quinquina, de *quassia amara*, de feuilles sèches d'absinthe, de colchique, de roses rouges, en un mot, presque tous les vins.

1101. D. Comment toutes ces substances médicamenteuses sont-elles dissoutes dans le vin ?

R. Les principes extractifs, les principes

gommeux, albumineux, sucrés, les sels, le tannin sont dissous par l'eau, du vin ; les huiles, les résines, les aromes, les matières colorantes sont dissous par l'alcool du vin et par l'alcool que l'on ajoute ; les oxydes de fer, d'antimoine sont dissous par les acides acétique et tartrique du vin.

1102. D. Quand se sert-on de vins blancs au lieu de vins rouges dans la préparation des vins médicinaux?

R. Quand on craint que le tannin ne précipite une partie des principes actifs du fer, du quinquina, de l'oxyde d'antimoine, c'est pour cela que l'on prépare le vin chalibé et antimonié avec le vin blanc.

1103. D. Quelle est la composition des espèces de vins naturels?

R. Voyez Chimie (nº 601 à 606).

1104. D. Comment prépare-t-on les vins par mixtion ou extemporanément?

R. L'on mêle 30 à 60 grammes de l'alcoolé ou teinture du corps médicamenteux avec 1,000 grammes de vin.

1105. D. Quels sont les vins ou œnolés que l'on prépare par mixtion?

R. Le vin antiscorbutique et celui de scille.

1106. D. Comme prépare-t-on les vins par fermentation ?

R. On met les substances à fermenter dans le moût du raisin ou dans la levure de bière ; lorsque l'opération est terminée, l'on filtre : c'est ainsi que l'on prépare le laudanum de Rousseau et celui de Sydenham.

1107. D. Combien distingue-t-on d'espèces de vins ou œnolés ?

R. Deux espèces, les uns simples et les autres composés.

1108. D. Quels sont les vins simples ?

R. Ceux de gentiane, de rhubarbe, de quinquina, de feuilles sèches d'absinthe.

1109. D. Quelle quantité de substances actives emploie-t-on pour les œnolés de gentiane, de quassia amara, d'aunée, de rhubarbe, de feuilles sèches d'absinthe ?

R. 30 à 60 grammes si ce sont des substances sèches, 60 à 120 grammes si ce sont des feuilles ou des sommités fleuries fraîches.

1110. D. Quelle quantité de substances actives emploie-t-on pour les vins de quinquina gris, de semence et de bulbes secs de colchique, d'ipécacuanha, de scille, de roses rouges, d'ellébore blanc ?

R. 60 grammes de substances actives.

1111. D. Comment prépare-t-on les vins composés ?

R. On les prépare comme les vins simples et d'après les mêmes règles, on met les substances dans le vin dans l'ordre de leur plus grande dureté et de leur moins grande solubilité.

1112. D. Quels sont les vins composés les plus usités ?

R. Les vins antiscorbutique, diurétique, amer, de la Charité, de salsepareille, de quinquina composé.

1113. D. Quelles sont les substances avec lesquelles on prépare les œnolés ?

R. Les substances sudorifiques, excitantes, narcotiques, vomitives, purgatives, astringentes, toniques, mais on ne les prépare pas avec les substances émollientes et tempérantes.

1114. D. Comment administre-t-on les vins médicinaux à l'intérieur ?

R. Par petits verres, par cuillerées à bouche ou à café, les vins narcotiques se
donnent par gouttes dans un véhicule.

1115. D. Comment administre-t-on les vins à
l'extérieur?

R. En bains, injections, fomentations, fumigations, gargarismes, collyres, collutoires.

1116. D. Prescrire un vin médicinal œnolé?

R. Quinquina gris concassé............ 60 gr.
Faites macérer pendant 24 heures
dans eau-de-vie................ 120 gr.
Et ajoutez vin de Bourgogne....... 1000 gr.
Laissez macérer pendant 8 jours, agitez, passez
et filtrez; — à prendre un verre à liqueur le
matin et un le soir.

1117. D. Prescrire un vin diurétique?

R. Baies de genièvre écrasées........ 30 gr.
Vin blanc..................... 1000 gr.
Faites macérer pendant 8 jours, pas-
sez et ajoutez teinture de scille.... 8 gr.
A prendre 3 cuillerées à bouche par jour.

1118. D. **Qu'est-ce qu'un vinaigre médicinal** (oxéolés ou acétolés)?

R. C'est une préparation liquide ayant le
vinaigre pour excipient et une substance médicamenteuse pour base.

1119. D. Quel est le vinaigre que l'on prend de préférence pour excipient.

R. Le vinaigre de vin et surtout celui d'Orléans.

1120. D. Comment prépare-t-on les vinaigres médicinaux ?

R. On les prépare par solution, macération, distillation.

1121. D. Comment prépare-t-on les vinaigres par macération ?

R. On les prépare comme les œnolés et d'après les même règles (n° 1097).

1122. D. Dans quelle proportion le principe médicamenteux doit-il entrer dans le vinaigre ?

R. 12 parties de vinaigre pour 1 partie de substance médicamenteuse qu'on laisse macérer pendant 8 jours.

1123. D. Comment divise-t-on les oxéolés ?

R. En simples et composés.

1124. D. Quels sont les vinaigres simples les plus employés ?

R. Le vinaigre camphré, les vinaigres de scille, de colchique, de romarin, de lavande, de sureau, de roses rouges, le vinaigre à l'estragon et le vinaigre framboisé.

1125. D. Quel est le vinaigre composé le plus
employé?

R. Le vinaigre des quatre voleurs.

1126. D. Quelles sont les propriétés dont jouissent les oxéolés?

R. Ils sont astringents quand ils sont
concentrés et rafraîchissants quand ils
ne le sont pas; d'ailleurs leurs propriétés dépendent des substances qu'ils
tiennent en dissolution, — le vinaigre
scillitique est diurétique, celui de colchique est diurétique, drastique, anti-
goutteux, selon son degré de concentration ; le vinaigre camphré est antispasmodique; le vinaigre framboisé est
rafraîchissant, celui de lavande est
excitant et celui de roses rouges est
astringent.

1127. D. Comment prépare-t-on le vinaigre camphré ?

R. Camphre....................... 30 gr.
Vinaigre très-fort................ 1500 gr.
Pulvérisez le camphre avec quelques gouttes
d'acide acétique, et après quelques jours de
macération, filtrez.

1128. D. Comment prépare-t-on le vinaigre scillitique?

R. Scille sèche...................... 1 partie.
Vinaigre...................... 12 parties.
Laissez macérer pendant 15 jours, passez et
filtrez.

1129. D. Comment prépare-t-on le vinaigre de
colchique?

R. Bulbes secs de colchique............ 32 gr.
Vinaigre rouge très-fort............ 500 gr.
Faites macérer pendant 15 jours, pas-
sez et filtrez.

1130. D. Comment administre-t-on les vinaigres
à l'extérieur?

R. Ils s'emploient en injections, gargarismes, collutoires, liniments, fomentations, collyres.

1131. D. Prescrire une fomentation diurétique
avec un acétolé?

R. Vinaigre scillitique................. 100 gr.
Eau............................. 200 gr.
Mêlez, — imbibez des compresses et appliquez-
les sur les cuisses que vous recouvrirez d'un
morceau de taffetas ciré.

1132. D. Prescrire un gargarisme tonique astringent avec un acétolé?

R. Acétolé de roses rouges............. 100 gr.
Eau............................. 200 gr.
Mêlez; se gargariser 3 fois par jour.

1133. D. Comment administre-on les acétolés à
l'intérieur?

R. On les donne sous forme sirupeuse d'oxymellite, ou bien on les incorpore dans un véhicule, à la dose de 4 à 32 grammes.

1134. D. Prescrire un vinaigre diurétique en potion ?

R. Oxymel scillitique.................. 16 gr.
Julep gommeux.................. .... 120 gr.
Mêlez, — à prendre en 3 fois.

1135. D. Prescrire une tisane diurétique avec un acétolé ?

R. Acétolé scillitique................. 32 gr.
Eau............................... 1000 gr.
Mêlez, — à prendre par tasses.

1136. D. Prescrire le vinaigre de colchique en potion ?

R. Oxymel de colchique.............. 30 gr.
Potion gommeuse................. 120 gr.
Mêlez, — à prendre par cuillerées à bouche.

FIN DE LA PHARMACOLOGIE ET DE L'ART DE FORMULER.